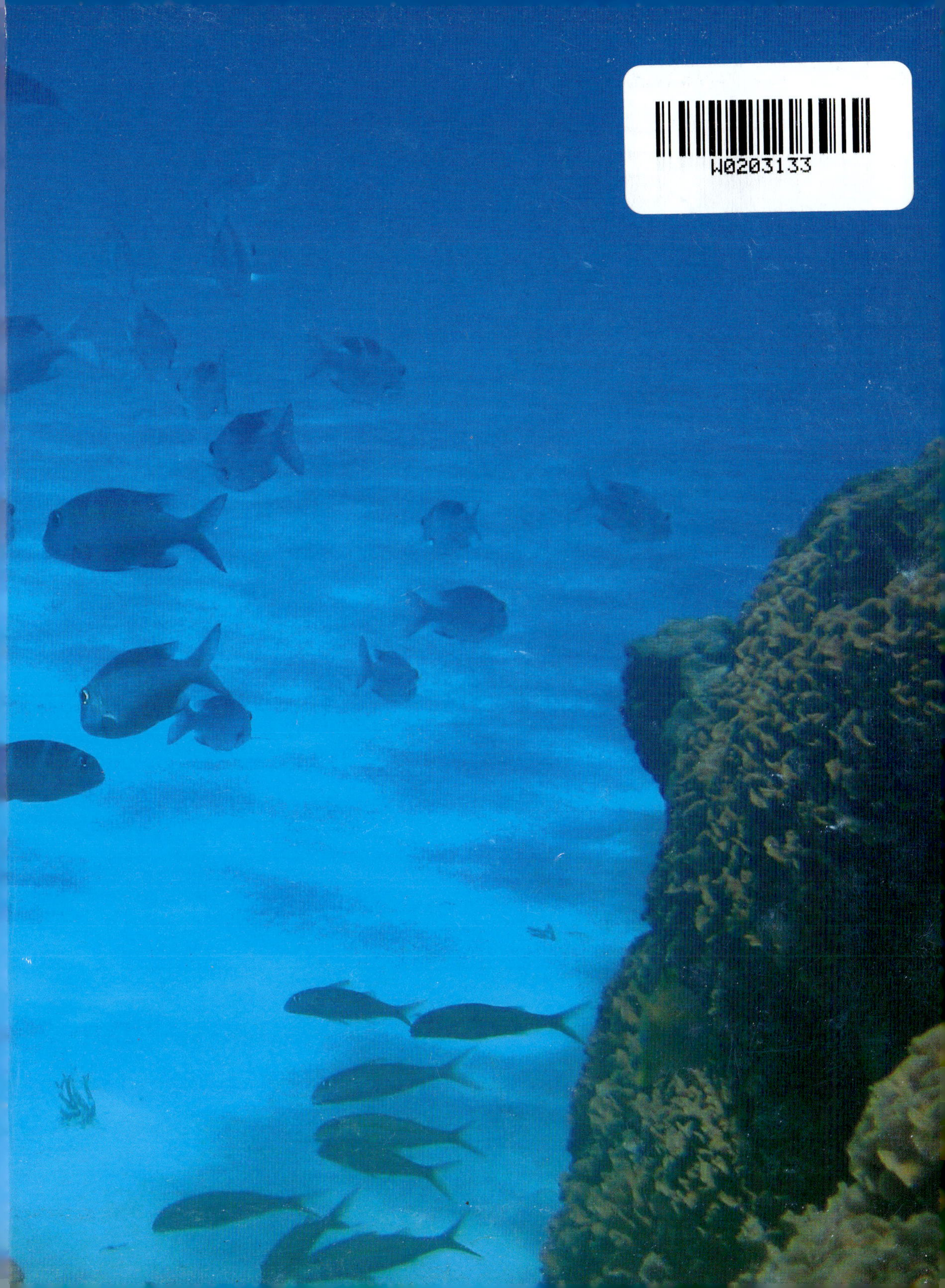

Liebe Eltern, liebe Leser,

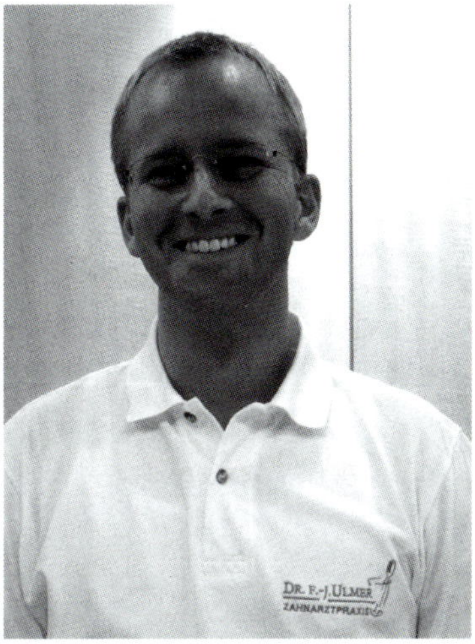

Dr. F.-J. Ulmer, Zahnarzt

als Zahnarzt werde ich häufig von Eltern um Rat gefragt, wenn es darum geht, ihren Kindern die richtige Zahnpflege zu erläutern. Dabei stelle ich oft fest, dass viel Unwissenheit über dieses Thema herrscht. Nicht zuletzt auch, weil bisher ein umfassendes und kindgerechtes Werk dazu fehlte.

Im Hinblick auf die Wichtigkeit der Kinderzahnhygiene ist dieses neuartige Kinderlehrbuch eine wahre Hilfestellung für Sie als Eltern, wie auch für Ihr Kind. Die richtige Zahnhygiene wird in einer spannenden Abenteuergeschichte sowie einem umfangreichen Erklärungsteil bildhaft und kindgerecht erklärt, so dass auch die Kleinsten spielerisch an dieses bedeutende Thema herangeführt werden können.

Das Motto „Aufklärung durch Erklärung" zieht sich wie ein roter Faden durch dieses Werk, ohne belehrend zu wirken. So bietet es Eltern und Kindern eine gute Möglichkeit, die Thematik Kinderzahnhygiene zu verstehen und anzuwenden. Denn schließlich sind bereits die Milchzähne wichtig für eine gesunde Entwicklung Ihres Kindes.

Viel zu häufig kommt es zu Karieserkrankungen an Kinderzähnen, die leicht hätten vermieden werden können. Wenn vom ersten Zahn an die richtige Pflege angewendet wird, kann Karies gar nicht erst entstehen.

Mein Fazit: Dieses Lehrbuch kann einen großen Beitrag zur positiven Kinderzahnentwicklung leisten. Ich wünsche Ihnen daher viel Freude beim Lesen.

Dr. F.-J. Ulmer

Herzlichst
Ihr Dr. F.-J. Ulmer

AQUATARIS®
ein tierisch gesundes Vergnügen...

Entdecken Sie eine neue Welt!

Die Geschichten mit Blubb, dem Doktorfisch und seinen Freunden sind „**Infotainment**" für gesunde und erkrankte Kinder.

Sie bieten Unterhaltung, Information und spielerische Anleitung für Kinder, Eltern und Großeltern rund um die Themen Vorsorge, Medizin und Hygiene.

Text und Idee von Siegfried Oberhofer
Figuren und Illustrationen von Nicole Gebhardt

Unser besonderer Dank gilt:
Fachliche Unterstützung: Dr. Frank-Jörg Ulmer – Ingolstadt
Fachl. Unterstützung für Glossar: Dr. Klaus de Cassan – Rickenbach-Altenschwand
Lektorat: Inge Hüttner
Umschlag- und Buchdesign: www.oberhoferdesign.de
Bildquellen: photocase.de, fotolia.de
Herstellung: Baracuda Verlag, Mainz, printed in EU
Verlag: Aquataris GmbH, Ettinger Str. 8a, 85057 Ingolstadt, © 2006

ISBN 3-00-019577-7

Bibliographische Information der Deutschen Bibliothek: Die Deutsche Bibliothek verzeichnet diese Publikation in der Deutschen Nationalbibliographie; detaillierte bibliographische Daten sind im Internet über http://dnb.ddb.de abrufbar.

BLUBB der Doktorfisch

Das Abenteuer um den Zahnfelsen

Dieses Buch wurde dir überreicht von:

Ein kleines Geschenk:

Hier kannst du dir kostenfrei die beiden Zahnputzlieder aus dem Internet runterladen. Jedes Lied hat 2 Minuten Länge und hilft morgens und abends beim Zähneputzen.

Persönlicher Gutscheincode
Morgenlied: BM38932Z1 **Abendlied**: BA49219Z2

www.zuckerbande.de

Inhaltsverzeichnis

Der Zahnfelsen von Aquataris

1. Der Marktplatz

Lars und Laura besitzen eine Zaubermuschel, über die man in die Stadt Aquataris reisen kann. Doch nicht nur ihnen gehört eine solche Muschel. Überall auf der Welt kann man diese Zaubermuscheln entdecken und so geschieht es, dass sich viele Kinder aus der ganzen Welt in Aquataris treffen und lustige Abenteuer erleben. Auch die Schule der Doktorfische befindet sich dort. Diesmal sind Lars und Laura zusammen mit Blubb nach Aquataris gereist.

Gut gelaunt schlendern Lars und Laura zusammen mit Blubb über den Marktplatz von Aquataris. Es ist ein wunderschöner Tag und die Sonne scheint wie ein dicker gelber Pfannkuchen hoch am Himmel. Wie an jedem Tag herrscht ein herrlich buntes Treiben in der geheimnisvollen Stadt Aquataris.

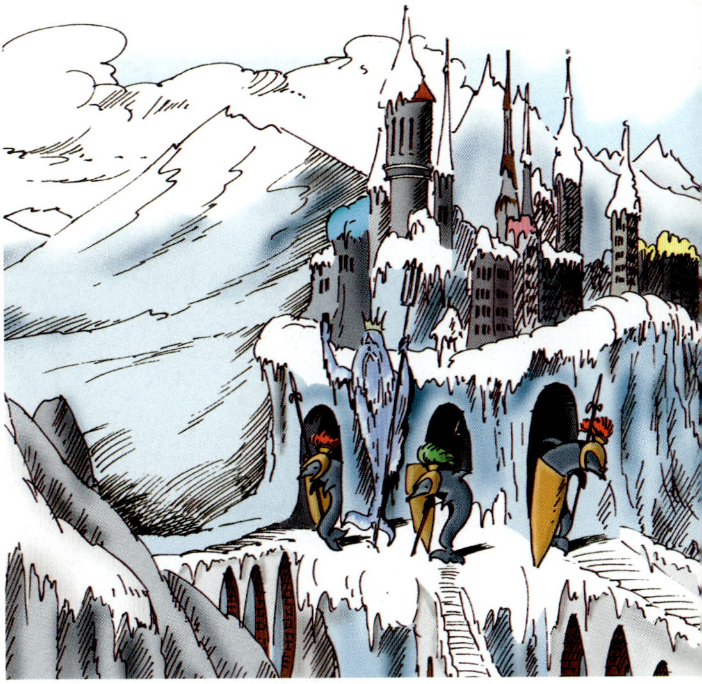

Der Marktplatz ist gefüllt mit bunten Marktständen, an denen die verschiedensten Fische allerlei Waren anbieten. So finden sich Marktstände, die vor lauter buntem Fischfutter überzuquellen scheinen, andere verkaufen Kräuter und Heilpflanzen, es werden auch Bücher und seltsame Meerespflanzen feilgeboten. Das Lustigste ist jedoch, dass sich die Fische im Anpreisen ihrer Ware gegenseitig übertreffen wollen. So ertönt ein riesiges Stimmenwirrwarr, in dem man eigentlich gar nichts mehr versteht.

Gemütlich schlendern die drei von einem bunten Stand zum anderen und betrachten interessiert und belustigt die verschiedenen Auslagen. Laura entdeckt an einem Stand hunderte von kleinen bunten Wasserschnecken. Sie sehen wundervoll aus, denn die kleinen Häuschen glitzern herrlich in allen Regenbogenfarben. „Wofür braucht man denn die kleinen Wasserschnecken?", fragt sie verwundert den Regenbogenfisch, der eine kecke rote Mütze trägt. „Werden die aufgegessen?" Der Regenbogenfisch stemmt seine Flossen demonstrativ in die Seiten und lacht laut los. „Ha ha ha, Wasserschnecken zum Essen, wo kommst du denn her? Wasserschnecken sind klitzekleine Putzteufel und reinigen am liebsten Badewannen und Waschbecken!" Der bunte Regenbogenfisch beugt sich zu Laura und flüstert ihr ins Ohr: „Nur ein bisschen langsam sind sie, aber psssst - nicht weitersagen!" Laura muss nun ebenfalls lachen, denn bei dem Schneckentempo wird ja eine Badewannenreinigung bestimmt einen Monat brauchen.

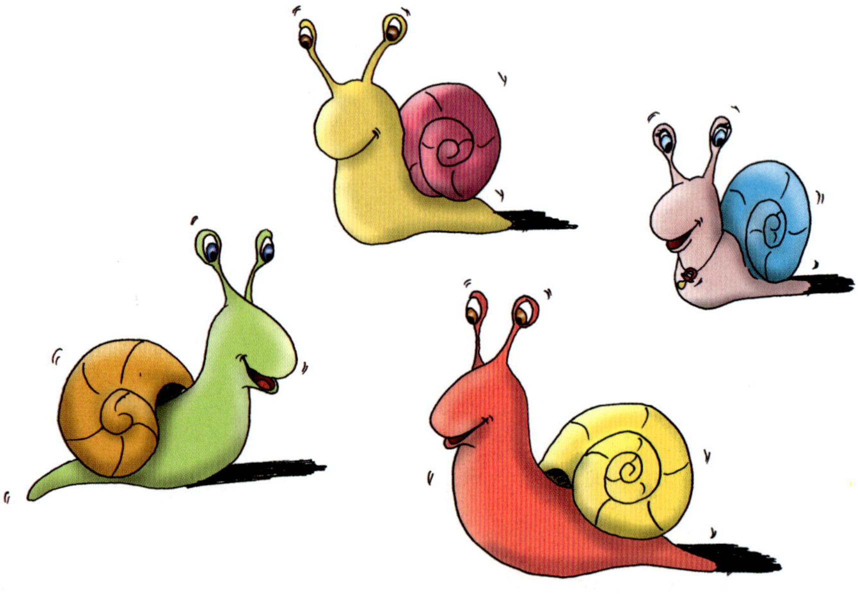

Schnecken zur Reinigung der Badewanne

Auch Lars entdeckt einen seltsamen Verkaufsstand, an dem hunderte von bunten Glühlampen abwechselnd aufblinken. Dieses bunte Blinken von roten, grünen, blauen, gelben und orangefarbenen Lampen zieht ihn magisch an und er sieht sich den Verkaufsstand näher an. In einer großen, weißen Wanne schwimmen lauter kleine, schwarze Aale vergnügt herum, die immer wieder in die kleinen, braunen Stromkabel beißen, die lose in die Wanne hängen. „Da staunst du, was?", fragt ihn der dicke Karpfen, der sich eine bunte Schürze umgebunden hat. Auf dem Kopf hat er ein weißes Papierschiffchen sitzen, das bei jedem Wort lustig hin- und herflattert. „Das sind Zitteraale, die geben einen wirklich prima Strom ab! Wie viele willst du kaufen?", fragt er Lars, der natürlich dem Händler sofort abwinkend mit den Händen klar macht, dass er keine Strom erzeugenden Fische braucht.

An einem kleinen Marktstand mit herrlich bunter Limonade bleiben die drei stehen. „Oh, sieh mal", ruft Laura ganz begeistert, „Limonade in so vielen verschiedenen Farben habe ich ja noch nie gesehen!" Blubb lächelt verschmitzt und bestellt bei dem bunten Fisch, welcher die Getränke verkauft, drei Gläser der brombeerfarbenen Köstlichkeit.

2. Das Erdbeben

Gerade als der Verkäufer den großen gläsernen Krug zum Einschenken an das erste Glas ansetzt, fängt der Boden unter ihnen an zu vibrieren, so dass der Verkäufer eine ganze Menge der herrlich brombeerfarbenen Limonade über den Tisch verschüttet. Erschrocken sehen sich Blubb und Lars an. „Was war denn das?", stammelt Lars. „Keine Ahnung", antwortet Blubb. „Wo ist denn Laura?", fragt er wiederum Lars und sieht sich suchend um.

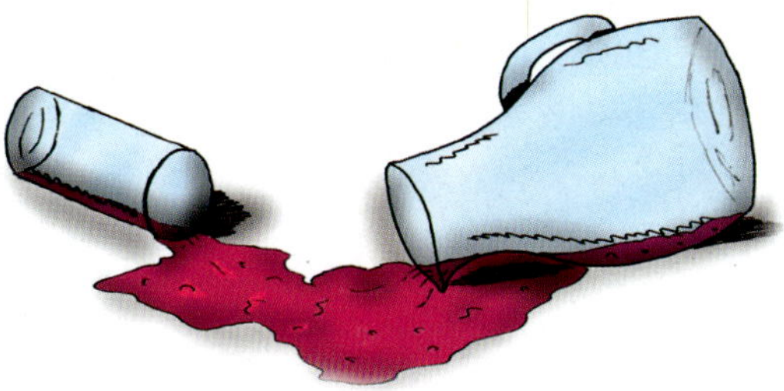

Ein Erdbeben erschüttert die Stadt Aquataris

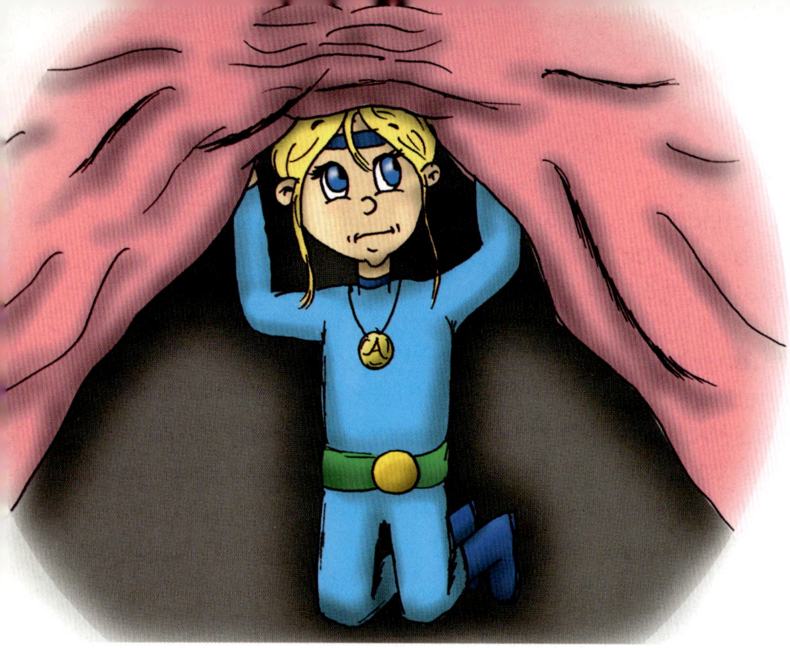

Laura versteckt sich vor lauter Schreck unter einem Marktstand

Da kommt eine piepsende Stimme unter der Abdeckung vom Marktstand hervor. „Hier unterm Tisch bin ich." Lars beugt sich nieder und hebt die Decke hoch. Darunter sitzt Laura bibbernd, die Knie dicht an den Körper gezogen. „Was machst du denn unter dem Tisch?", fragt ihr Bruder sie erstaunt. „Ich habe Angst bekommen, als die Erde so bebte." Blubb lächelt Laura verständnisvoll an und tätschelt sie aufmunternd mit seiner Flosse. „Komm hoch, Laura, wir sind doch da und passen auf, dass dir nichts passiert." Laura lugt vorsichtig unter dem Tisch hervor und sieht ängstlich nach links und rechts. „Nun komm schon", fordert Lars sie auf, „lass uns lieber nachsehen, was dieses Beben verursacht hat."

„Oh ja", stimmt Blubb den beiden aufgeregt zu, „lasst uns versuchen, die Ursache für das Beben zu finden – ich hab da schon eine gewisse Ahnung!" Lars reicht Laura seine Hand und zieht seine Schwester vorsichtig unter dem Marktstand hervor. „Kommt mit!", winkt Blubb ihnen zu und watschelt mit großen Schritten voraus. Lars fasst Laura an der Hand und die beiden folgen Blubb. Rasch haben sie ihn eingeholt, da er natürlich nicht so schnell laufen kann wie die Kinder. „Wo gehen wir hin?", fragt Lars Blubb schnaufend, worauf dieser antwortet: „Wir gehen ans Ende der Stadt Aquataris und dort beginnen wir mit unserer Suche".

3. Poggo

Lars und Laura sehen sich aufgeregt an, denn bis an das Ende der Stadt sind sie bisher noch nie gekommen. Ihr Weg führt sie vorbei an riesigen Türmen, die bis in den Himmel hoch gebaut erscheinen. In den Fenstern der Türme leuchtet jedoch ein warmes Licht, so dass so ein großer Turm eigentlich eher gemütlich wirkt als bedrohlich. Dann kommen sie an einem alten Haus vorbei, dessen Dach über und über mit grünen Schlingpflanzen bewachsen ist.

Statt der hölzernen Fensterläden, so wie es die Kinder aus Kleinheim kennen, sind dort Muschelschalen angebracht, damit man die Fenster verschließen kann. Staunend betrachten sie auch die Haustüre, die aus glänzendem Perlmutt gefertigt ist. Die Sonnenstrahlen brechen sich in dem glitzernden Material und strahlen in allen Regenbogenfarben zurück. Laura ist ganz fasziniert von der herrlichen Pracht und berührt vorsichtig die Türe. Diese fühlt sich durch die Sonne ganz warm an. Gerade als Laura mit der ganzen Hand langsam über das Perlmutt streichelt, geht die Türe auf und sie erschrickt fürchterlich. „Brauchst dich nicht erschrecken", spricht sie eine beruhigende Stimme an.

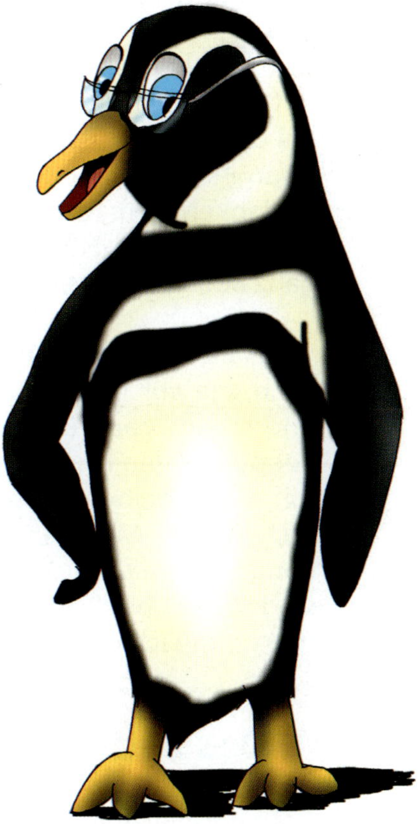

Poggo der Pinguin

Laura sieht langsam nach oben und blickt durch die randlose Brille in freundlich dreinschauende, tiefblaue Augen. Erst jetzt entdeckt Laura, dass ein niedlicher Pinguin vor ihr steht, der sie nett anlächelt. Die Grundfarbe des Pinguins ist weiß, wobei es aber aussieht, als hätte der Pinguin einen schicken schwarzen Frack angezogen. „Mein Name ist Poggo und ich gehöre zur Gattung der Pinguine, wie du unschwer erkennen kannst", dabei lächelt Poggo Laura lustig an. Dann reicht er Laura seine kleinen kurzen Flügel.

Hmmm... Laura denkt nach, ob Pinguine denn nun Flossen oder Flügel haben. Lars, der neben ihr steht, streckt Poggo seine Hand hin und ergreift den ausgestreckten Flügel. „Oh, bist du weich", schnattert Lars los. „Weißt du, Laura", klärt Lars seine jüngere Schwester auf, „Pinguine gehören zur Gattung der Vögel und haben daher Flügel und keine Flossen." Verschmitzt lächelt er Laura an, denn er konnte an ihren kleinen Stirnfalten sehen, dass sie sich über etwas große Gedanken gemacht hatte. Auch Laura ergreift den ausgestreckten schwarzweißen Flügel von Poggo. „Oh, herrlich kuschelig", ruft sie ganz begeistert aus, worauf Poggo zärtlich über ihre Wange streichelt.

„Hallo Blubb", grüßt Poggo den kleinen gelben Doktorfisch, der nach wie vor in Richtung Stadtende watschelt. Blubb bleibt stehen und schaut ganz überrascht. Als er sich ganz umdreht, entdeckt er Poggo mit den Kindern. „Hallo Poggo", ruft er zurück und winkt ihm mit seiner gelben Flosse freundlich zu. „Los Kinder, wir müssen weiter", drängt Blubb Lars und Laura. „Wo geht ihr denn hin?" fragt Poggo die beiden. „Wir wollen herausfinden, warum die Erde vorher so gezittert hat", klärt ihn Lars mit aufgeregter Stimme auf. „Oh ja, da komme ich mit", sagt Poggo und schließt seine Haustüre.

4. Das Ende der Stadt

Poggo reicht Lars und Laura jeweils einen seiner kuscheligen Flügel und zu dritt marschieren sie los. Laura kichert, denn es sieht zu komisch aus, dass zwischen ihr und Lars ein lustiger Pinguin watschelt, welcher so herrlich weiche Flügel hat. Ach, denkt sie sich, in Aquataris kann man immer wieder etwas Neues entdecken. Schnell haben sie Blubb eingeholt. „Poggo will auch mitkommen", plaudert Laura vergnügt. Blubb nickt nur zustimmend und bleibt unbeirrt auf seinem eingeschlagenen Weg.

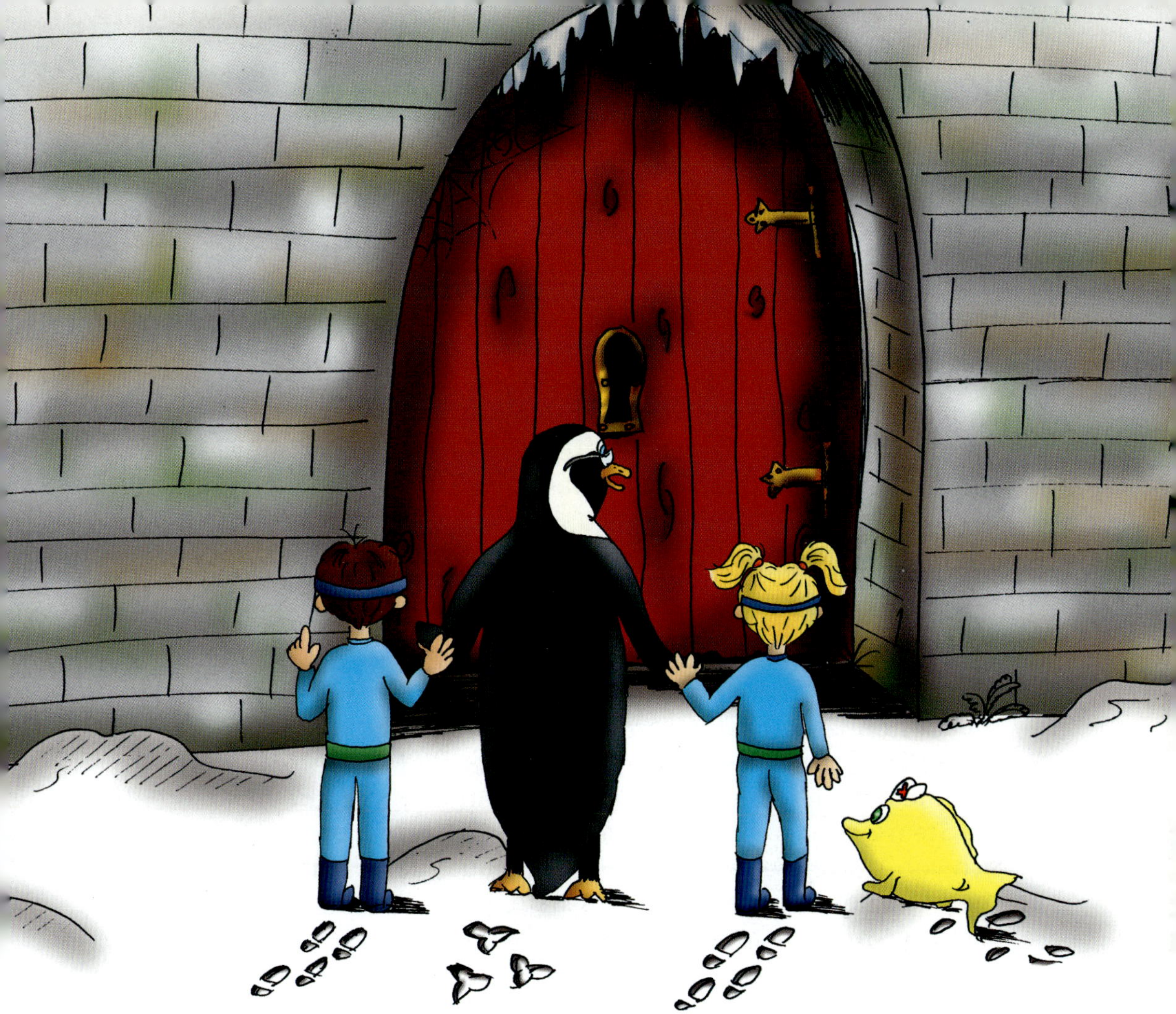

Lars, Poggo, Laura und Blubb machen sich auf, um die Ursache des Bebens zu finden

Die vier sind wirklich lustig anzusehen. Lars und Laura in den Raumfahrer ähnlichen blauen Anzügen mit hohen, blauen Stiefeln und einem breiten, grünen Gürtel um die Hüften. Blubb, dessen Gelb wie die Sonne leuchtet, und Poggo, der eher aussieht, als hätte er sich im schwarzweißen Smoking zum Tanzen verabredet.

Die Häuser neben ihnen werden immer spärlicher und vor ihnen liegt die dunkle hohe Mauer, die ganz Aquataris umschließt. Oben auf der Mauer liegt Schnee und es sieht aus, als hätte jemand Sahne auf die Mauer fein säuberlich aufgesprüht. Sie stapfen nun durch den

Schnee und erreichen das große alte Stadttor, das zum rückwärtigen Teil von Aquataris hinausführt.

Das Tor ist riesengroß und besteht aus alten, roten Schiffsbalken, die von untergegangenen Schiffen stammen. „Haben wir denn einen Schlüssel?", fragt Laura staunend vor dem riesigen Tor. „Gewußt wo", antwortet ihr Blubb mit verschmitztem Lächeln und weist Lars an, den dritten Stein aus der zwölften Steinreihe herauszuziehen. Lars zählt sorgsam die Steinreihen ab und fasst vorsichtig den genannten Stein an. Doch der Stein scheint fest zu sitzen. Lars versucht es noch ein Mal mit mehr Kraft, doch der graubraune Stein bewegt sich keinen Millimeter.

„Hilf mir doch einmal", bittet Lars seine Schwester. Laura tritt neben Lars. Gemeinsam fassen sie den Stein an und versuchen unter lautem Gestöhne, diesen herauszuziehen. Schon rieseln die ersten kleinen Sandkörner aus den Fugen und Millimeter für Millimeter bewegt sich der alte Mauerstein heraus. Mit einem lauten Kratzgeräusch plumpst der Stein zu Boden und gibt sein kleines Geheimnis preis. Laura wischt sich vor Anstrengung mit ihrem Ärmel über das kleine Gesicht, während Lars neugierig in das Loch schaut. „Seht ihr", meint Blubb, „mit vereinten Kräften könnt ihr viel erreichen!"

Poggo greift in das Loch hinein und holt einen riesigen silbernen Schlüssel aus dem Versteck. Dieser ist ganz seltsam gebogen und der Schlüsselbart ist aus lauter kleinen weißen Haifischzähnen gemacht, die unterschiedliche Dicken und Längen haben. Staunend betrachten die beiden Kinder den Schlüs-

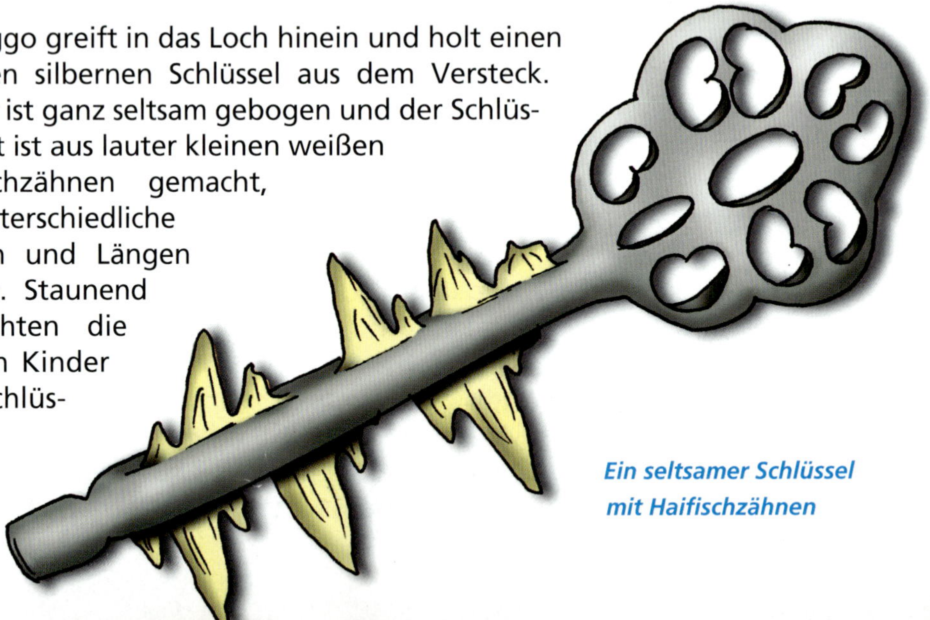

Ein seltsamer Schlüssel mit Haifischzähnen

sel. So einen seltsamen Schlüssel haben sie noch nie gesehen. Poggo tritt an das Tor und steckt den Schlüssel in das Schlüsselloch, fasst den großen Ring am Ende fest mit beiden Flügeln und dreht mit aller Kraft daran. Knirschend dreht sich der Schlüssel im Schloss herum und mit einem lautem Klack springt das Schloss auf.

Zu viert stemmen sie sich gegen die riesige Tür, die sich knarrend langsam öffnet. „Puh", stöhnt Lars, „das ist ja ganz schön schwer", und er drückt mit aller Kraft gegen die Türe, die plötzlich ganz aufschwingt, wodurch Lars der Länge nach in den Schnee schlägt. „Hihihi", kichert Laura und hält Lars ihre Hand hin, damit dieser sich an ihr zum Aufstehen festhalten kann. Lars nimmt auch ihre Hand und tut so, als wenn er aufstehen würde, schwingt mit seinem Bein aber auf Laura zu, trifft ihre beiden Beine und Laura fällt in einem hohen Bogen in den weichen, weißen Schnee. Tausende von glitzernden Schneeflocken stieben auf und die beiden sehen sich belustigt und lachend an. „Spielen könnt ihr später", spricht Blubb mit ernster Stimme, wobei er dabei trotzdem auch ein bisschen lachen muss. Die aufgewirbelten Schneeflocken scheinen um die Kinder herum zu tanzen.

Schnell sind sie wieder auf den Beinen und putzen sich gegenseitig den Schnee von den Anzügen. „Ist das das Ende von Aquataris?", fragt Lars Blubb staunend, denn vor ihnen liegt ähnlich einem Tellerrand das Ende eines riesigen blaugrün schimmernden Eisfeldes. „Ja, das ist der hintere Teil der Stadt Aquataris", erklärt Blubb. „Du musst dir vorstellen, dass dieser Teil eine riesige Felsenplatte ist, die von unten über den Zahnfelsen abgestützt wird". „Zahnfelsen?", wiederholt Laura fragend und sieht Blubb dabei ganz verwirrt an. „Ja", erklärt ihr Blubb, „ein Zahnfelsen."

5. Die Eisrutsche

Die Kinder sehen sich fragend an. Lars läuft los bis an den Rand des Eises. „Sei vorsichtig und fall ja nicht hinunter", mahnt Blubb. Lars bleibt am Rand stehen und versucht darüber hinaus zu spähen.

„Da ist es ja mindestens 100 Meter tief", stellt er staunend fest. „Wie sollen wir da bloß hinunterkommen?", dreht er sich fragend zu den anderen um. „Ach das ist ganz einfach", lacht Poggo, legt sich auf den Bauch und streckt die Flügel weit von sich. „Schnell, setzt euch alle auf meinen Rücken", befiehlt er ihnen. Die Kinder setzen sich auf den Pinguin und Lars nimmt Blubb ganz fest unter seinen Arm. „Los geht die Reise!", ruft Poggo vergnügt aus und schiebt sich mit seinen flossenartigen Füßen an. Langsam fängt der Bauch von Poggo an, über den Schnee und das Eis zu rutschen. Vor ihnen taucht ein Eiskanal auf, ähnlich dem einer Bobbahn. Da es nun auch leicht bergab geht, gewinnt Poggo immer mehr an Geschwindigkeit und die Kinder krallen sich in dem weichen Gefieder ganz fest. Hui, es kommt eine Kurve und Poggo wird immer schneller.

Auf Poggo sitzend rutschen sie die lustige Eisbahn hinunter

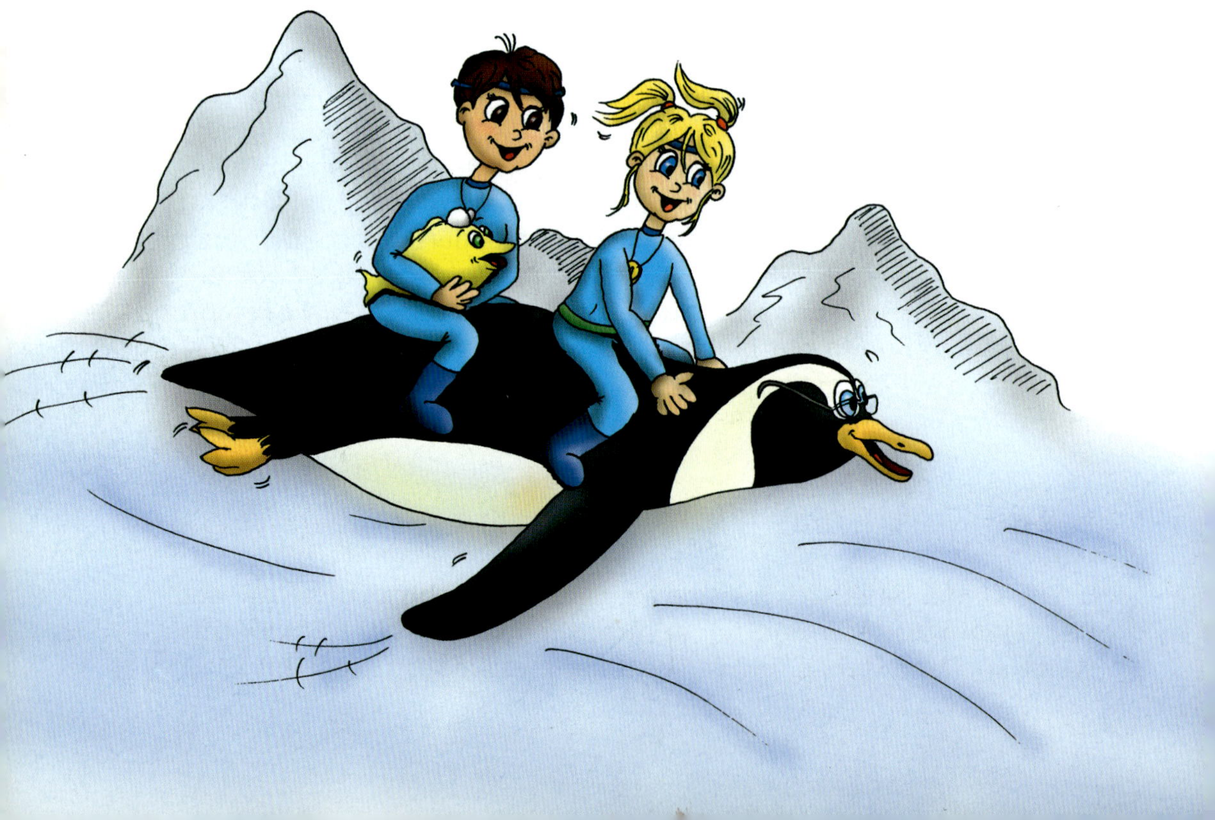

Wie in einer Bobbahn saust er dahin und Lars muss nun zusätzlich noch die Mütze von Blubb festhalten, damit diese nicht einfach davongeweht wird. Von einer Kurve zur anderen geht die rasante Fahrt in dem funkelnd blauen Kanal und die Kinder quietschen inzwischen vor Vergnügen, nachdem die anfängliche Angst dem Spaß gewichen ist.

„Achtung, festhalten!“, ruft Poggo und schon sausen die vier über einen kleinen Hügel. Poggo scheint für einen Moment zu fliegen, bevor er mit einem lauten Krachen wieder auf der Eisbahn aufsetzt. „Alle noch da?“, ruft er mit lauter Stimme seinen Passagieren zu. „Ja!“, antworten Lars und Laura vergnügt. „Achtung, ich bremse!“, schreit Poggo, drückt seinen rechten Fuß stärker in die Eisbahn, macht eine kleine Wendung nach rechts und saust eine lange Gerade hinunter. Die Geschwindigkeit nimmt immer mehr zu und allmählich bekommen es die Kinder doch wieder mit der Angst zu tun. Die kleinen Flossen von Blubb flattern wie verrückt im Fahrtwind und Lars hat ganz schön zu tun, damit die Leuchtmütze von Blubb nicht heruntergerissen wird. „Vorsicht!“, ruft Poggo nochmals eindringlich und bohrt seine Krallen der Füße in das glatte blaue Eis.

Ein heller, quietschender Ton entsteht und Fontänen von Eis spritzen von den Füßen auf. „Oooohhhhhh!“, schreit Laura ganz besorgt auf, denn sie hat Angst, dass Poggo nicht rechtzeitig zum Halten kommt. Immer tiefer bohrt Poggo die Krallen ins das Eis und die Geschwindigkeit wird auch langsam geringer. Und ehe sich die Kinder versehen, rutscht Poggo mit einer gemütlichen Geschwindigkeit auf das Ende der Eisbahn zu, die eine große Biegung nach oben macht. Steil geht es plötzlich nach oben, sie verlieren den ganzen Schwung und rutschen nun rückwärts sacht die Biegung wieder herunter. „Alles aussteigen, Fahrkartenkontrolle“, feixt Poggo lachend. Durch das aufgewirbelte Eis ist Poggo’s Brille ganz weiß, so dass er kaum noch etwas sehen kann.

Schnell hüpfen Lars und Laura von Poggo’s Rücken herunter und Lars setzt Blubb vorsichtig auf dem Boden ab. Auch Blubb stöhnt nochmal laut auf und schüttelt sich die Eisreste vom Rücken. „Ich mag das gar nicht“, schnieft er und sieht dabei streng den unschuldig dreinblickenden Poggo an. „Also mir hat das riesigen Spaß gemacht!“, erwidert Lars beschwichtigend.

6. Der Zahnfelsen

Sekunden später stehen er und Laura mit vor Staunen aufgerissenem Mund vor dem riesigen Felsen. „Das ist also der Zahnfelsen“, erklärt ihnen Blubb. „Der sieht ja aus wie ein Monster-Backenzahn“, staunt Laura und geht zusammen mit Lars noch einen Schritt weiter auf die Felswand zu, die sich vor ihnen auftürmt und tatsächlich die Form eines Backenzahns aufweist. Blubb erklärt ihnen weiter: „Dieser Felsen stützt den hinteren Teil der Platte, auf der Aquataris gebaut wurde. Ich könnte mir vorstellen, dass das Erdbeben von hier ausgelöst wurde.“ Vorsichtig umkreisen die vier den riesigen Felsen und betrachten diesen aufmerksam von unten bis oben. Blubb stellt sofort fest, dass der Untergrund rund um den Felsen herum sehr locker erscheint.

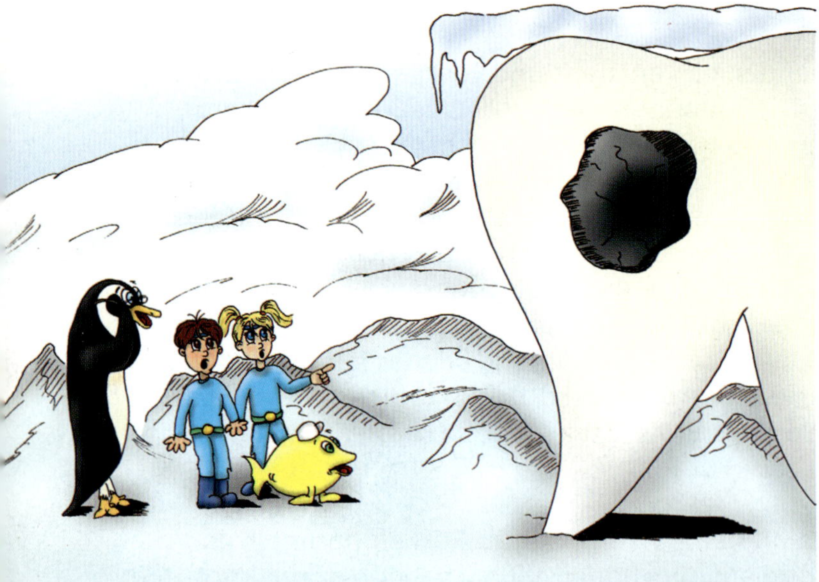

Entsetzt betrachten sie das große Loch im Zahnfelsen

Stück für Stück umrunden sie gemeinsam den Felsen, als Blubbs Gesicht plötzlich mehr weiß als gelb erscheint. „Oh je, oh je!“, ruft er entsetzt und deutet mit seiner Flosse auf halbe Höhe des Zahnfelsens. Ein gewaltiges Loch tut sich dort auf und sieht wie eine tiefe, schwarze Höhle aus. „Der Zahnfelsen hat ein riesiges

Loch", stellt auch Poggo mit beunruhigter Stimme fest und man kann kaum überhören, dass auch er sich ernste Gedanken macht. Lars und Laura betrachten eingehend das Loch und sehen ein bisschen ratlos zu Blubb und Poggo, die ebenfalls fassungslos den Schaden betrachten.

7. Die Blinkys

Plötzlich hört Lars seltsame Geräusche: „Grrrrr pfffffff", „Grrrrrr pffffff". Auch Laura fällt nun dieses merkwürdige Schnarchen auf. Sie geht zu Poggo und Blubb und macht die beiden auf die Geräusche aufmerksam. „Grrrr pfffff", rasselt es wieder. Poggo mit seinem feinen Gehör läuft auf leisen Flossen auf einen kleinen Eishügel zu und umkreist diesen vorsichtig. Oh nein, was muss er da entdecken! Drei bunt gemusterte Blinkys liegen seelenruhig angelehnt am Felsen und schlummern friedlich vor sich hin. Der mittlere von den dreien schnarcht und macht deshalb „Grrrrr pfffffff, grrrrr pffffff."

Die Blinkys haben es verschlafen, den Zahnfelsen immer schön sauber zu halten

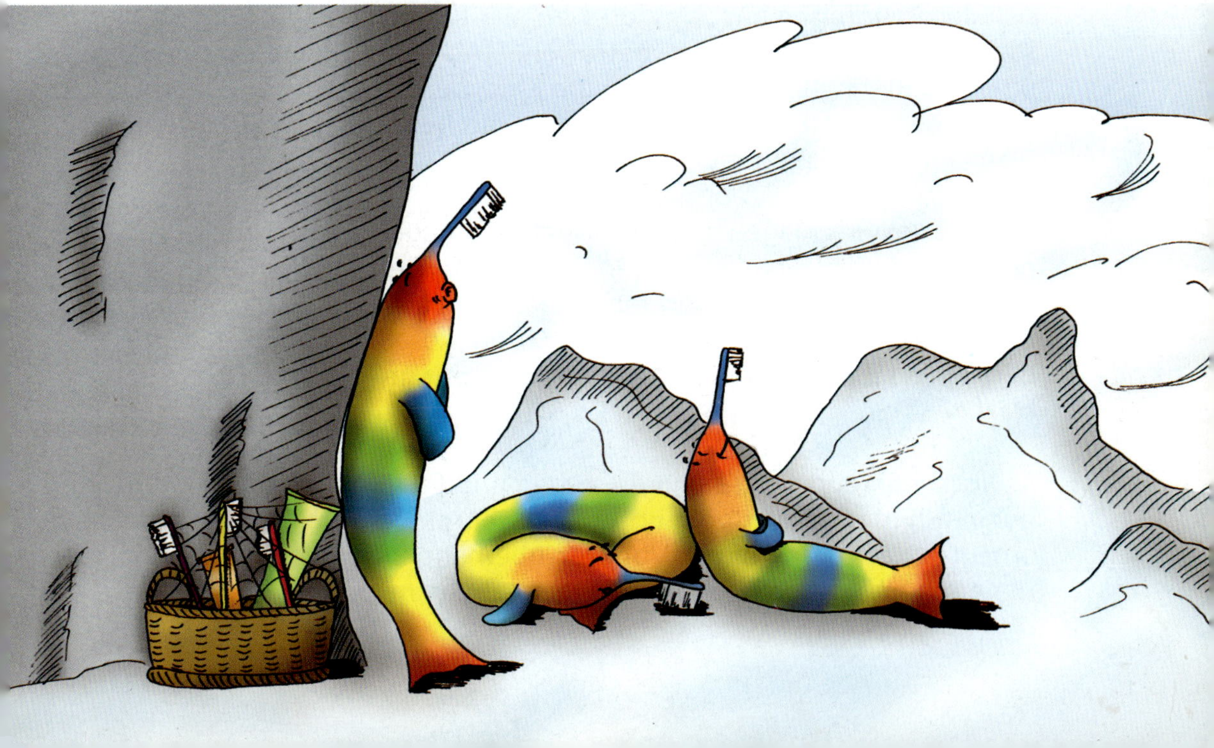

Schnell laufen auch Lars, Laura und Blubb zu Poggos Entdeckung. „Oh je", raunt Blubb leise, „diese drei Faulpelze sind für die Reinigung und Pflege des Zahnfelsens zuständig!" Gemütlich schmatzt einer der Blinkys, macht noch ein paar wohlgefällige Geräusche und dreht sich zur Seite um gemütlich weiterzuschlafen. Lars sieht zu Blubb, der bereits leicht rote Flecken auf den gelben Backen hat. Blubb saugt immer mehr Luft ein und wird größer und größer und größer. Laura geht ein Stück zurück, denn langsam bekommt sie Angst, dass Blubb platzen könnte. „Aaaaaaaaaaufwachen ihr Faulpelze!!!!" Der Schrei von Blubb lässt die Eiszapfen von der Decke des Felsens abplatzen.

Die drei Blinkys reißt es so aus dem Schlaf, dass sie kerzengerade wie Soldaten nebeneinander stehen und sich völlig verdutzt ansehen. „Ihr Faulpelze, ihr Schläfer, ihr.......!", Blubb tobt außer sich vor Wut. Seine Mütze hebt sich sogar leicht von seinem Kopf ab. „Nun komm Blubb, beruhige dich mal wieder", versucht Poggo den knallroten Blubb zu besänftigen. „Was ist denn eigentlich los?", fragt einer der Blinkys ganz verschlafen. „Seht euch mal den Zahnfelsen an!", ruft Blubb ihm völlig empört zu. „Durch eure Faulheit hat dieser nun ein riesiges Loch!" Die drei Blinkys stapfen durch den Schnee und sehen sich den Zahnfelsen an. „Ups, oh weh, wir hatten ja keine Ahnung!", stammelt einer von ihnen betroffen. „Ach was, keine Ahnung", schnauzt Blubb ihn an, „jedes kleine Kind weiß heute schon, dass ein Zahnfelsen, wenn man ihn nicht jeden Tag hegt und pflegt, irgendwann ein Loch bekommt."

Die Blinkys schlagen schuldbewusst die Augen nieder. Dicke Tränen kullern dem Ersten aus den Augen. Die drei Blinkys fallen sich gegenseitig in die Arme und fangen laut an zu weinen. „Heulen hilft jetzt auch nix", wirft Poggo beschwichtigend ein, „vielleicht wurde den Blinkys die Wichtigkeit der Zahnfelsenpflege gar nicht richtig erklärt."

Noch während sie zusammen stehen und das Problem diskutieren, beginnt hinter ihnen der Zahnfels zu rumoren und die Erde erzittert erneut unter ihren Füßen. Von der überhängenden Decke brechen riesige durchsichtige Eiszapfen ab und stürzen mit einem lauten

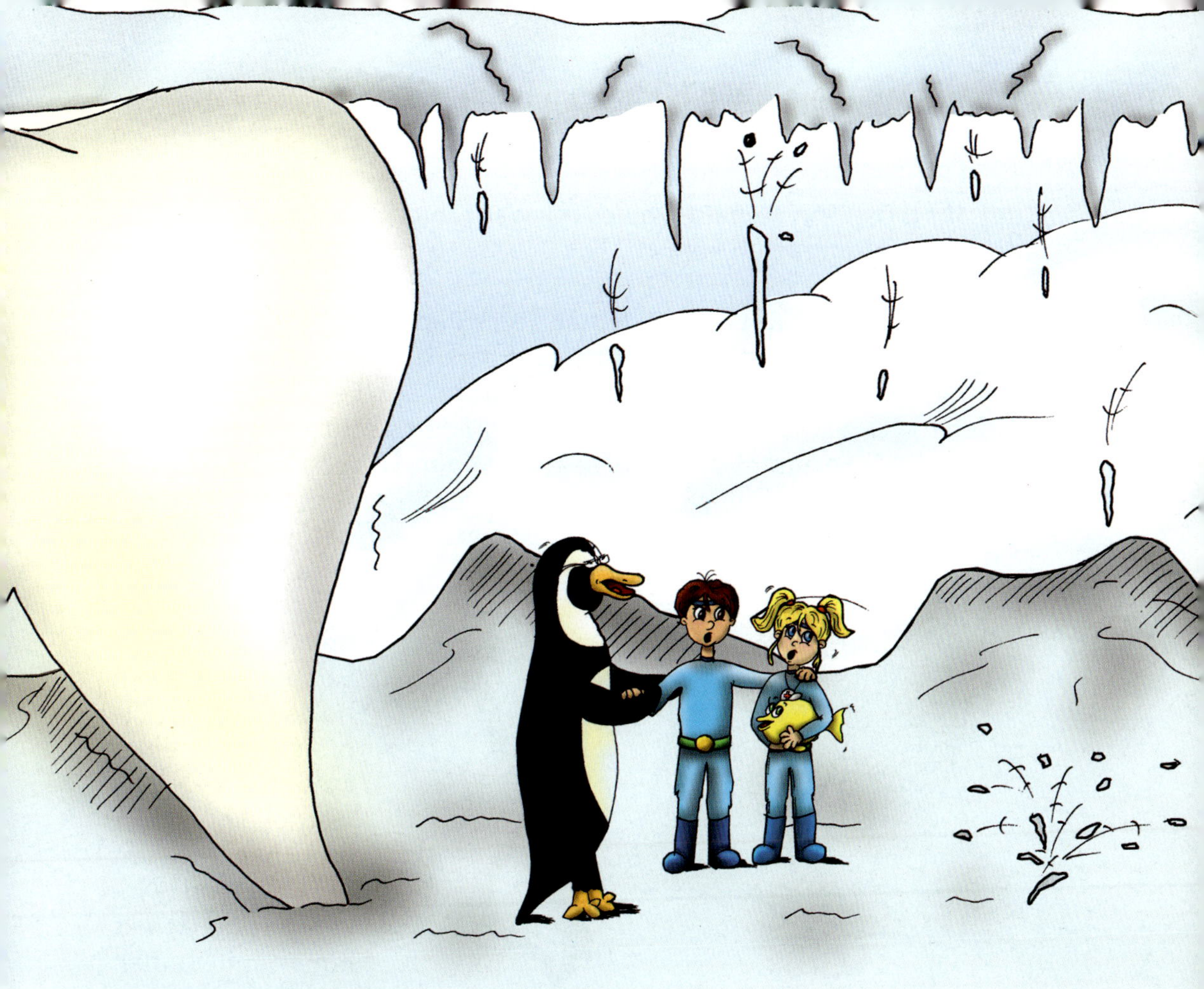

Die Erde bebt und Eiszapfen brechen von der Decke.
Es muss schnellstens ein Zahnfelsendoktor her!

Krachen zu Boden, um dort in tausend kleine Eisteilchen zu zersplittern. Gegenseitig halten sich alle fest, damit bei diesem Beben keiner umfällt.

8. Zurück zur Stadt

"Wir brauchen sofort einen Zahnfelsendoktor!", ruft Blubb verzweifelt aus. „Ja, und zwar sehr flott", wirft auch Poggo ein. Blubb sieht Lars und Laura bittend an: „Ihr beide könnt von uns allen am schnellsten laufen. Ich erkläre euch, wo ihr den Zahnfelsendoktor findet. Ihr müsst ihn so bald, wie es nur geht, hierher bringen, damit er den Zahnfelsen retten kann!"

Blubb zeichnet auf einem kleinen Stück Papier den Weg zum Zahnfelsendoktor auf und überreicht dieses Lars. „Bitte beeilt euch, denn wenn der Zahnfelsen zusammenbricht, stürzt auch ein Teil von Aquataris ein!" Lars studiert kurz die Notizen auf dem Zettel. „Los Laura, lass uns gehen". Er nimmt die Hand seiner kleinen Schwester. Als die beiden gerade losspurten, werden sie von einer Stimme zum Halten aufgefordert. Schnaufend watschelt Poggo hinter ihnen her und reicht Lars einen kleinen hölzernen Eispickel mit einer Metallspitze. „Den werdet ihr sicher brauchen", meint er augenzwinkernd und winkt ihnen mit seinen Flügeln nach.

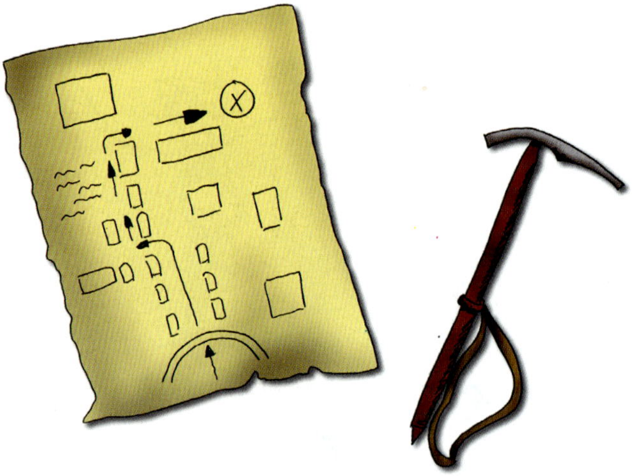

Eine Karte zeigt ihnen den Weg zum Zahnfelsendoktor.
Der Eispickel soll ihnen beim Aufstieg helfen

Lars läuft mit Laura zu der steilen Eisbahn, von der sie gekommen sind. „Wie sollen wir da nur hinaufkommen?", meint Laura staunend und fasst die Hand von Lars fester an. „Ach", meint Lars, „das schaffen wir schon." Geschickt wie ein Bergsteiger nimmt er den kleinen Eispickel und schlägt diesen in das herrliche blaue Eis, um sich und seine kleine Schwester schnaufend hochzuziehen. Beide versuchen sich mit den Füßen abzustützen, aber das ist gar nicht so einfach, da das Eis sehr glatt und rutschig ist.

Die beiden sind bereits bestimmt zehn Meter hoch die Eisrutsche hinaufgeklettert, als es passiert! Lars hat seinen Eispickel nicht tief genug in das blaue Eis hineingeschlagen und seine Füße finden keinen ausreichenden Halt, auch Laura hat keinen sicheren Stand. „Oooooooooohhhh!“, schreit Lars, „ich rutsche weg!“ Im gleichen Augenblick fasst er Laura so fest, wie es nur geht, mit seiner Hand. „Aaaaaaaaahhh!“, schreit Laura und schon rutschen die beiden die Eisrutsche wieder herunter. Eigentlich macht es ja einen Heidenspaß diese Eisrutsche hinabzuschlittern, aber sie haben schließlich den wichtigen Auftrag, den Zahnfelsendoktor zu finden. Auch Blubb und die anderen sehen, wie die beiden Kinder die Eisrutsche wieder heruntersausen. „Ob sie es wohl schaffen?“, fragt einer der Blinkys in die Runde. „Klar“, antwortet Blubb, „die beiden schaffen das!“.

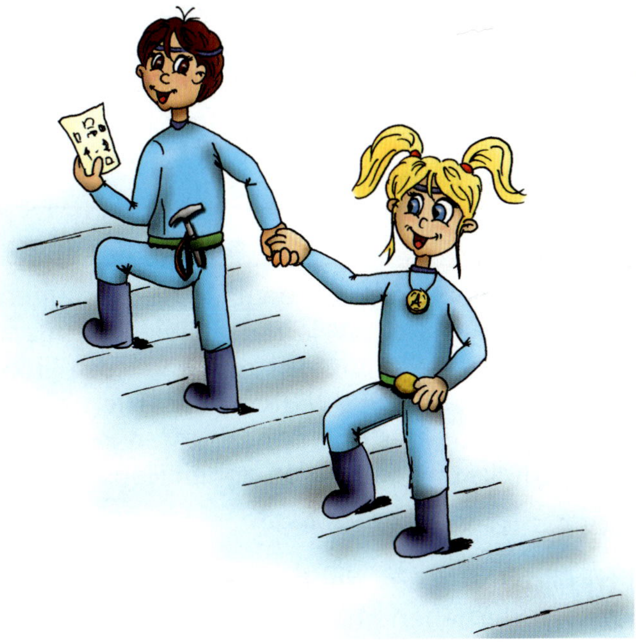

Ganz vorsichtig, Stufe für Stufe erklimmen die beiden den steilen Weg nach oben

Lars steht am Ende der Bahn und klopft sich den Schnee und das Eis aus seinem blauen Raumanzug. „Ist dir auch nichts passiert?“, fragt er besorgt seine kleine Schwester, die prompt mit einem breiten Lächeln im Gesicht entgegnet: „Ach was, mir ist nichts passiert und Spaß hat es auch noch gemacht. Aber los, wir müssen es nochmal versuchen.“

Laura tritt an den Rand der Eisbahn und ruft ganz erstaunt: „Sieh mal Lars, da sind kleine Stufen am Rand eingeschlagen!“ Lars läuft zu seiner Schwester und betrachtet die gezackten Stufen, die jemand in das blaue Eis geschlagen hat. „Ach, da hätten wir vorher nachsehen sollen, ob es nicht eine Art Treppe nach oben gibt", meint er mit leicht verkniffenem Gesichtsausdruck. Er nimmt Laura wieder fest an die Hand und beide steigen ganz vorsichtig Stufe für Stufe langsam nach oben.

Fast oben angekommen dreht sich Laura um und stupst ihren Bruder an. „Sieh dir mal diesen herrlichen Ausblick an!" Lars dreht sich um und lässt seinen Blick über die Weite der riesigen blauen Eisfelder gleiten. Endlos bis zum Horizont scheinen sich Eis, Schnee und kleine Berge hinzuziehen. Die Sonnenstrahlen bringen das Eis zum Funkeln und es sieht aus, als würden tausende von kleinen Diamanten bunt glänzen. „Oh, herrlich!", begeistert sich auch Lars, „aber komm, lass uns das letzte kleine Stückchen schaffen." An der Eisfelsenkante angekommen, zieht Lars unter heftigem Schnaufen seine kleine Schwester den letzten Meter hinauf auf die schneebedeckte Platte.

9. Die Suche nach dem Zahnfelsendoktor

„Puh, das war ganz schön anstrengend." „Ja", pflichtet ihm Laura bei, „wo müssen wir nun hin?" Lars sieht auf dem kleinen, braunen Zettel nach, den ihm Blubb gemalt hatte. „Wir müssen wieder zurück durch das Tor und dann in der Gasse in die dritte Straße nach links abbiegen." „Na dann los!", sagt Laura und läuft voraus. Die beiden durchqueren wieder das riesige Tor, das immer noch offen ragt und laufen die Gasse entlang, die links und rechts von hohen Häusern eingerahmt wird.

Diese Häuser sehen wirklich lustig aus, denn jedes hat eine andere Farbe. So finden sich rote Häuser neben grünen, blaue Häuser stehen neben gelben und auch die Dächer leuchten kunterbunt. Manche Dächer sind mit Algen bewachsen oder mit Seetang gedeckt. Staunend laufen die beiden bis zur dritten Straße und biegen dort links ein. In dieser Gasse sind die Häuser viel niedriger und die Fassaden Grau in Grau. Laura drückt die Hand von Lars fester, denn in dieser Gasse herrscht irgendwie eine unheimliche Stimmung. „Los, Laura, wir müssen nun nach rechts in die nächste Gasse abbiegen." Schon sausen sie um die nächste Ecke und finden sich auf einer großen breiten Straße wieder.

Links von ihnen sehen sie ein großes Schwimmbecken mit etlichen Sprungtürmen. Darauf stehen kleine lachende, graue Delphine, die auf das Startkommando zum Sprung warten. Ein Stimmengewirr von lachenden Fischen schlägt ihnen entgegen. Auf der rechten Straßenseite entdecken sie ein riesiges gelbliches Gebäude, das irgendwie nach einem Museum aussieht. Sie brauchen auch nicht lange zu suchen, schon finden sie an der reich verzierten Fassade ein großes Schild: „Anglermuseum". „Was da wohl drin ist?", fragt Laura lachend ihren Bruder. „Hm, ich weiß es auch nicht, aber vielleicht haben wir mal Zeit, uns das ein bisschen näher anzusehen. Los, da vorne müssen wir gleich wieder rechts abbiegen."

Die Kinder laufen an dem riesigen Gebäude entlang und Laura betrachtet noch einmal genau die kunstvoll gestaltete Fassade. Da finden sich große Schiffe, die, als ob sie in Stürme geraten, wild hin- und herzuschaukeln scheinen. Männer mit großen Harpunen, die Jagd auf Fische machen. „Los, komm jetzt", reißt die Stimme von Lars Laura aus ihrer Betrachtung. Die beiden biegen in die nächste Gasse ein und pustend bleibt Lars stehen. Er studiert noch einmal genau den Notizzettel. „Wir müssten gleich da sein." Wieder fasst er Lauras Hand und zerrt seine Schwester weiter durch das Straßengewirr, vorbei an allerlei seltsamen Häusern. Plötzlich bremst Lars stark ab. „Hier muss es sein." Laura entdeckt auch sofort das bunte Schild an dem kleinen Haus, auf dem ein Zahnfelsen abgebildet ist. „Ja, du hast Recht, hier muss der Zahnfelsendoktor wohnen."

Das Haus des Zahnfelsendoktors funkelt und blitzt herrlich weiß. Es sieht sehr gepflegt und sauber aus. Schnell nehmen Lars und Laura die zwei kleinen Stufen bis zur Haustüre. Diese Türe funkelt wie ein Edelstein in einem wunderbaren Grün und in der Mitte prangt ein riesigen Türklopfer, in der Form eines sich selbst in den Schwanz beißenden langen Fisches. Bumm... Bumm... Lars hat zweimal den schweren Türklopfer auf die Türe fallen lassen. Die beiden warten ungeduldig, ob sich etwas rührt.

Laura schupst Lars energisch zur Seite, hebt ebenfalls den großen Türklopfer an und lässt diesen dreimal auf die Türe schlagen. Bumm... Bumm... Bumm... Doch nichts rührt sich. „Oh weh, vielleicht ist er gar nicht zu Hause“, stammelt Laura verzagt. „Lass mich nochmal“, sagt Lars und nimmt den bronzefarbenen Klopfer erneut in die Hand, drückt diesen, soweit wie es nur geht, nach oben und lässt ihn dann mit donnernden Schwung auf die Türe krachen. Buuuuummmmmm! Das ganze Haus scheint zu erzittern. Doch von innen ist kein Ton zu hören.

10. Der falsche Zahnfelsendoktor

„Ja bitte?“, ertönt plötzlich eine Stimme hinter den Kindern. Die beiden drehen sich um und entdecken ein älteres braunes Walross mit einem dicken Walrossbart, das in einem schneeweißen Arztkittel steckt. Um die linke Flosse hängt ein Einkaufskorb aus Seegras, der mit den abenteuerlichsten Dingen gefüllt ist.

So steckt in der Mitte ein großes Einmachglas mit Hunderten von kleinen Wasserflöhen, die in dem Glas munter herumtanzen. Eine große Staude grüner Seetang hängt über den Korbrand und berührt fast den Boden. Laura entdeckt auch eine riesige bunte Muschel, die fast so aussieht wie ihre Zaubermuschel im Aquarium zu Hause. Gemütlich zieht eine kleine Meeresschnecke um den Rand herum ihre Runden. Das Haus der kleinen Schnecke tanzt dabei lustig auf dem Rücken hin und her.

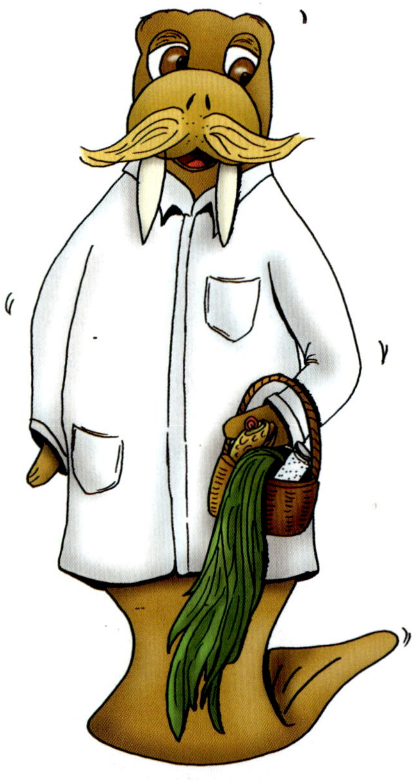

Der alte Zahnfelsendoktor hat die Zahnfelsen-Praxis seinem Sohn übergeben. Aber wo ist die neue Praxis?

„Sind Sie der Zahnfelsendoktor?", fragt Lars das Walross ganz außer Atem. „Wie bitte?", fragt dieses zurück. „Sind Sie der Zahnfelsendoktor?", wiederholt Lars etwas lauter. „Wie bitte?", kommt als Frage wieder zurück. „Ach ja", brummt das Walross in seinen Bart und zieht aus der Tasche ein unglaublich langes, leicht bräunliches Horn, das in sich gedreht zu sein scheint. Das Walross hebt sich das lange Horn an das Ohr und fragt erneut: „Wie bitte?" Lars wiederholt diesmal betont, fast brüllend: „Sind Sie der Zahnfelsendoktor?" Das Walross lächelt genüsslich: „Ja, ich bin ein Zahnfelsendoktor, aber ich bin schon in den Ruhestand gegangen. Mein Sohn hat meine Praxis übernommen."

Laura sieht Lars verzweifelt an. Doch dieser lässt sich nicht aus der Fassung bringen. „Wo finden wir denn Ihren Sohn?" Das gemütliche Walross zeigt mit dem riesigen Horn auf das Ende der Straße. „Dort hinten, am letzten Haus, wohnt mein Sohn". Damit packt es das Horn wieder in seine Tasche.

11. Bob, der Zahnfelsendoktor

Lars und Laura eilen die Stufen wieder auf die Straße hinunter, natürlich nicht, ohne sich vorher bei dem Walross für die Auskunft zu bedanken. Sie sausen geschwind die bunt gepflasterte Gasse hinunter bis zum letzten Haus. Völlig außer Atem bleiben die beiden schließlich davor stehen. „Das hätten wir auch fast ohne Beschreibung gefunden", lacht Laura laut los, denn das Haus sieht aus wie ein riesiger Backenzahn.

Überall in dem Zahn befinden sich kleine, bunte Fenster, die freundlich leuchten. Oben auf dem Backenzahn ist eine hohe Wiese mit Seegras gewachsen und jemand mäht es mit einem Rasenmäher geradlinig ab. „Hallihallo!", tönt die Stimme desjenigen, der den Rasenmäher vor sich herschiebt. Er winkt freundlich mit einer großen Flosse von oben herab. Lars zwickt seine Augen zusammen, da ihn die Sonne ein wenig blendet. Er entdeckt, dass ihnen von dort oben ein Walross winkt, das fast haargenau so aussieht wie jenes, das ihnen vorher begegnet ist. „Sind Sie der Zahnfelsendoktor?“, ruft Laura mit lauter Stimme hinauf.

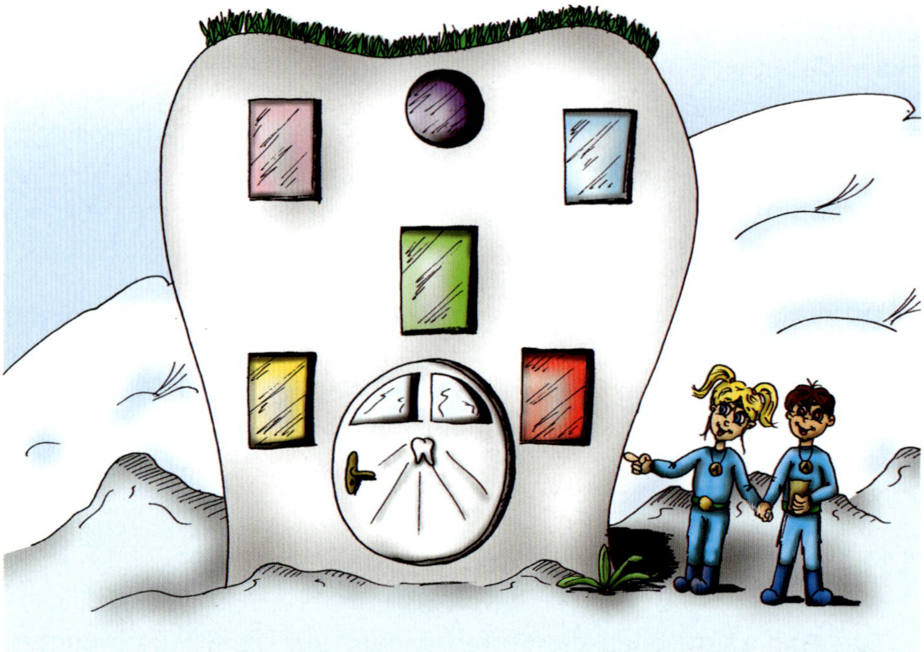

Bob, der Zahnfelsendoktor hat ein lustiges Haus, das aussieht wie ein echter Zahn

Das Walross springt mit einem großen Satz vom Zahn herunter und kommt direkt vor ihnen mit einem lauten Platsch auf. „Ja, ich bin Bob, der Zahnfelsendoktor“, und reicht den Kindern dabei lächelnd seine Flossen. „Ihr seid doch bestimmt die Helfer vom Seegrasgartenverein und wollt mir bei der Arbeit zur Hand gehen.“ Er wischt sich mit der einen Flosse die Schweißperlen von der Stirne und mit der anderen zwirbelt er an seinem Walrossbart herum.

Bob hat wie sein Vater einen blitzsauberen weißen Kittel an. „Ähm, nein“, stammelt Lars, noch immer ganz außer Atem. „Wir brauchen sofort Ihre Hilfe! Blubb hat uns geschickt, denn wir haben entdeckt, dass der Zahnfelsen am Ende der Stadt ein riesiges Loch hat.“ „Ja“, stimmt auch Laura mit ein, „daher kam heute Vormittag auch das

Erdbeben!" Verdutzt sieht Bob die Kinder an. „Der Zahnfelsen hat ein Loch?", fragt er noch einmal nach. „Wir haben doch extra drei Blinkys zur Reinigung und Pflege beauftragt!" „Das stimmt zwar, aber die drei haben ihre Aufgabe wohl nicht ernst und auch nicht besonders wichtig genommen", entgegnet Lars. „Na, dann wollen wir uns das mal ansehen", sagt Bob und winkt den beiden zu, ihm zu folgen.

12. Das Zahnfelsendoktorhaus

Die drei treten durch die runde, weiße Haustüre in das Innere des Zahnes. Bereits beim Eintreten bemerkt Lars, dass der Zahn aus zwei Schichten zu bestehen scheint. „Warum gibt es hier zwei unterschiedliche Schichten?", fragt er neugierig Bob, der ihm darauf antwortet: „Das Haus ist so gebaut wie ein echter Zahn.

Alles, was man in deinem Mund sieht, sind die so genannten Zahnkronen. Damit der Zahn geschützt ist, hat die Natur den Zahn im sichtbaren Bereich sozusagen ummantelt. Dieser Mantel nennt sich der Zahnschmelz." „Aha", macht Lars interessiert und folgt Bob weiter, der eine kleine, braune Tür öffnet und allerlei Gegenstände herausholt.

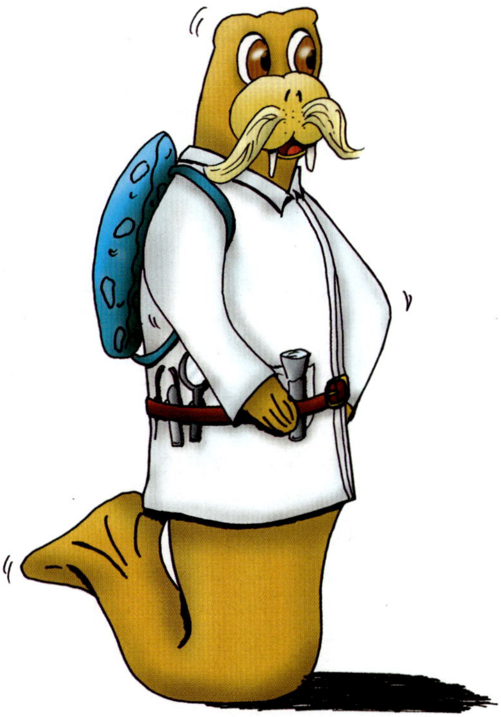

Bob, der Zahnfelsendoktor steckt sich seine Instrumente in den Gürtel und in seine Muschel

Bob bindet sich einen breiten, braunen Ledergürtel um und brummt in seinen dicken Bart: „Wir brauchen verschiedene Bohrer, eine große Lampe, einen Bohrkopf, die Bohrmaschine, eine Spachtel, Füllmasse mit Topf..." Viele der Sachen steckt Bob in seinen Gürtel und was dort nicht hinein passt, legt er in eine große, blaue Muschel, die er, nachdem alle Gegenstände darin verstaut sind, einfach zuklappt. Die Muschel hat zwei lange, blaue Riemen, so dass man sie sich einfach auf den Rücken schnallen kann. Also genauso wie man das mit einem Rucksack macht.

„Na dann los!", ruft er Lars und Laura zu, die sich noch immer staunend in dem Zahnhaus umsehen. Schnell verlassen die drei das Haus und machen sich auf den Weg zum Ende der Stadt. Sie geben ein wirklich lustiges Bild ab, denn Bob, das Walross trägt die blaue Muschel auf dem Rücken und um die breiten Hüften den braunen Gürtel. Bei jedem Schritt klimpern die Gegenstände in den verschiedensten Tönen und fabrizieren so eine lustige Musik. Sie durchqueren wieder all die Straßen zurück zu dem alten Stadttor. Dort stehen sie wieder vor der gigantischen Eisrutsche.

13. Und nochmal die Eisrutsche

„Jetzt gibt es nur zwei Möglichkeiten", sagt Lars, „Entweder wir nehmen den zeitraubenden Abstieg über die kleinen Stufen im Eis oder wir rutschen wieder den Kanal hinunter." Vorsichtig beugt sich Bob über die Bahn und versucht den Eiskanal zu betrachten, als sich plötzlich ein großes Stück Schnee loslöst und Bob direkt in die Eisrinne fällt.

Auf der blauen Muschel liegend rutscht er rückwärts den Kanal hinunter und wird dabei immer schneller. Die Kinder hören nur noch ein erstauntes „Hui!", als Bob in der ersten kleinen Kurve anfängt, sich um die eigene Achse zu drehen. Wie ein Kreisel donnert das Walross die Eisbahn hinab. „Nun, die Frage welchen Weg wir nehmen, wäre somit geklärt", lacht Lars und nimmt Laura fest an die Hand. „Halt dich gut an mir fest!"

Beide springen mit einem Satz in den Eiskanal und rutschen mit den Füßen voran los. Immer schneller werden sie und ihre Schussfahrt macht einen Heidenspaß. Angst haben Laura und Lars nicht mehr,

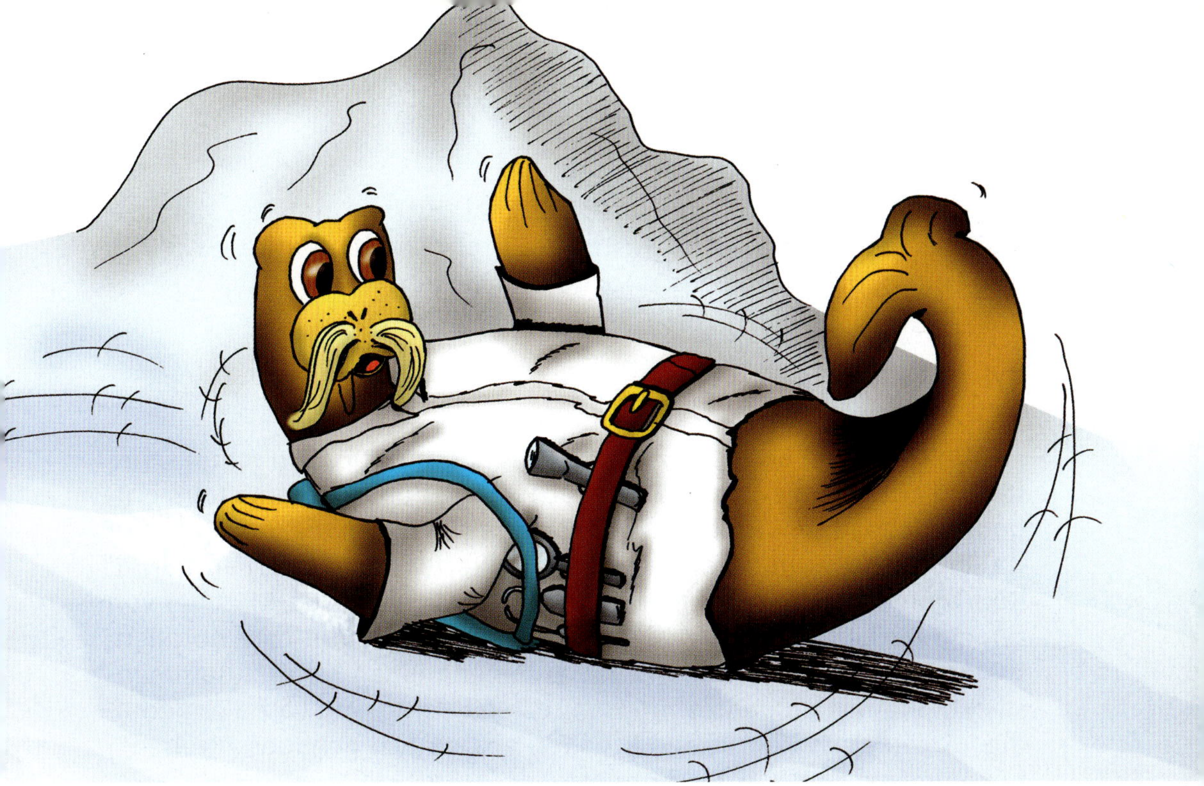

Bob rutscht die Eisrutsche auf dem Rücken hinunter

denn schließlich ist es ja heute nicht zum ersten Mal, dass sie hier entlang sausen. Vor ihnen taucht Bob auf, der sich immer noch wie ein Kreisel dreht. Jetzt haben sie ihn eingeholt und klemmen den armen Bob zwischen ihre Beine ein. So dreht er sich wenigstens nicht mehr um die eigene Achse.

Zu dritt donnern sie auf das Ende der Eisbahn zu, zuletzt wieder steil nach oben um dann in gemütlichem Tempo langsam rückwärts nach unten zu gleiten. Lars und Laura stehen sofort auf und klopfen sich die Eisreste von ihren Anzügen. Bob versucht ebenfalls sich aufzurichten, doch prompt fällt er nach links in den Schnee. Die Kinder müssen bei dem Anblick laut loslachen, denn Bob ist es so schwindelig, dass er kaum geradeaus laufen kann. Links und rechts plumpst er immer wieder auf seinen dicken Walrosshintern und dabei klappern lustig die mitgebrachten Werkzeuge im Gürtel.

„Puh", seufzt Bob, „das war ja rasant." Sein weißer Kittel ist von der abenteuerlichen Fahrt völlig zerknittert und Bob sieht ziemlich mitgenommen aus. „Dann lasst uns mal zu den anderen gehen“, meint er noch ganz außer Puste. Die drei marschieren los zu Blubb und Poggo, die schon ganz ungeduldig warten.

14. Die Hilfe ist da

„Da seid ihr ja endlich!“, freut sich Blubb. „Wir haben schon sehnsüchtig auf euch gewartet“, ruft auch Poggo den Ankommenden entgegen. Schnell umkreisen sie den Zahnfelsen bis an die Stelle, an der das große Loch unheilvoll schwarz und klaffend vor ihnen aufgähnt. Bob brummt: „Hmmm, hmmmm.“ Er nimmt die blaue Muschel von seinem Rücken und öffnet sie. Geschickt holt er lauter rote Korallenstückchen hervor, die er kunstvoll zu einer kleinen Leiter zusammensteckt. „Kannst du den Zahnfelsen retten?“, fragt ihn Laura ungeduldig. „Dazu muss ich mir den Schaden erst einmal genauer ansehen“, bekommt sie von Bob zur Antwort.

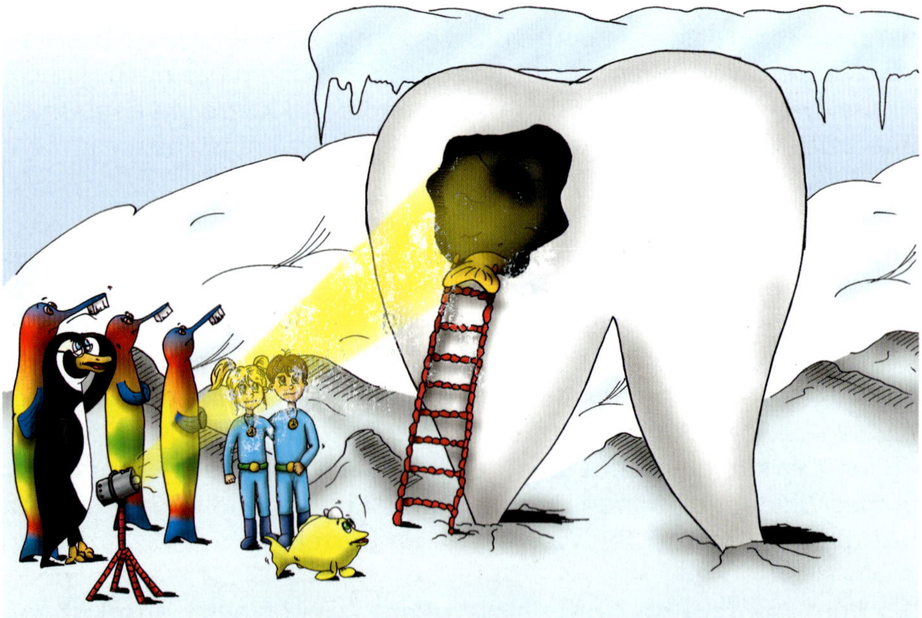

Gespannt sehen alle zu, ob Bob den Zahnfelsen wieder reparieren kann

Nachdem seine Leiter fertig für den Einsatz bereit ist, holt er einen kleinen Scheinwerfer aus der Tasche und steckt diesen ebenfalls auf ein paar übrig gebliebene rote Korallenstücke. „Bitte stell die Lampe so hin, dass sie das Loch gut ausleuchtet!", weist er Poggo an. Langsam und vorsichtig klettert Bob sodann hinauf und Poggo versucht den Scheinwerfer so auszurichten, dass das Loch hell ausgeleuchtet ist.

Oben angekommen kriecht Bob in das Loch hinein und zieht aus seinem Gürtel ein metallenes Instrument heraus. Dieses ist am Ende gebogen und hat eine kleine Spitze. Damit beginnt nun Bob den Zahnfels vorsichtig zu untersuchen. Er klopft mal hierhin und mal dorthin. Unten hören die gespannt Wartenden nur Bobs typisches Brummen „Hmmm, hmmmm, hmmm..." Voller Ungeduld ruft Blubb hinauf: „Und Bob, kannst du ihn reparieren?" Doch von Bob kommt keine Antwort. Gebannt beobachten Blubb, Poggo, Lars, Laura und die drei Blinkys, was Bob dort oben tut.

Endlich taucht dessen Kopf aus dem Loch auf. „Ja, da haben wir nochmal ganz schön Glück!", ruft er den Wartenden zu. „Das wird zwar ein ordentliches Stück Arbeit, aber ich kann den Zahnfelsen retten!" Die Blinkys, denen nun ein großer Stein vom Herzen fällt, brechen in Jubel aus und tanzen vergnügt herum. Blubb lächelt Poggo und die Kinder erleichtert an.

15. Die Zahnfelsenrettung

Da kommt schon die erste Anweisung von Bob: „Bitte bringt mir die Bohrmaschine hoch und Poggo, leuchte bitte mit dem Scheinwerfer ein kleines Stück weiter nach links!" Laura eilt zur blauen Muschel und nimmt die silberne, schlanke Bohrmaschine heraus. Eigentlich sieht die kleine Bohrmaschine wie eine große, elektrische Zahnbürste aus. Doch bevor sie die rote Leiter erreicht hat, ertönt schon die nächste Anweisung von Bob: „Und ich brauche den Blütenkelch-Staubsauger!" Lars läuft zur Muschel, doch er kann nichts entdecken, was nur annähernd einem Staubsauger ähnelt. „Wie sieht denn der genau aus?", ruft er Bob mit lauter Stimme zu.

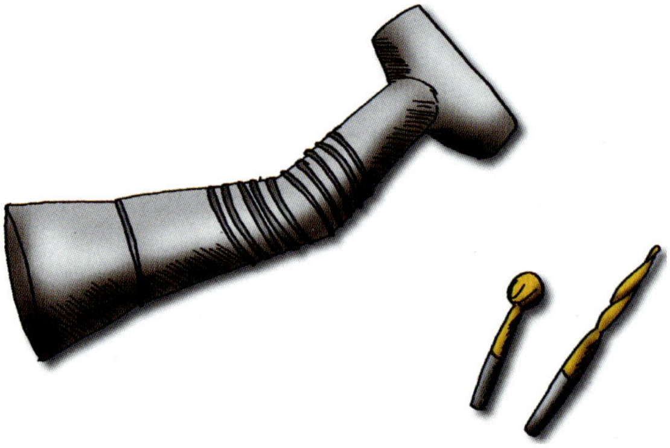

Bob hat eine kleine Bohrmaschine und verschiedene Bohrer mitgebracht. Die Bohrmaschine sieht aus wie eine große, elektrische Zahnbürste

Bobs Kopf taucht aus dem Loch auf. „Du findest in der Muschel lauter zusammengefaltete Blütenkelche. Die musst du auseinanderfalten und dann ineinanderstecken!" Tatsächlich, fein ordentlich zusammengefaltet liegen zahlreiche bunt gemusterte Blumenblüten in der Muschel. Vorsichtig zieht Lars einen nach dem anderen hervor und faltet diese auf. Dann steckt er diese zarten farbigen Blüten einfach ineinander, bis ein langer duftiger Schlauch entsteht. Laura, die an der Leiter gewartet hat, steckt sich nun die Bohrmaschine in ihren Gürtel, nimmt den ersten Schlauchansatz, einen roten Blütenkelch, und zieht diesen zusammen mit den anderen Stück für Stück nach oben, immer weiter Bob entgegen. Dieser hat sich über den Rand herausgebeugt und greift nach dem ersten Kelch.

Mit seinen Flossen zieht er behutsam das erste Schlauchstück hinein, am weißen Kelch angeknüpft folgt ein blauer, ein roter, ein grüner, ein gelber. Geschafft! Vom Kraterrand bis hinunter zum Boden reicht nun ein Schlauch aus Blütenkelchen und ein seltsames, lustig schlürfendes Geräusch kommt aus ihm heraus. Inzwischen hat auch Laura die letzte Leitersprosse erklommen und übergibt an Bob die fast zierliche Bohrmaschine. Zielsicher sucht sich Bob aus seinem Gürtel das richtige Werkzeug heraus und steckt es in die Bohrmaschine. Mit einem hellen Ton fängt das Gerät zu surren an, und Bob nimmt sich die ersten dunklen Stellen vor.

Vorsichtig schleift er den schwarzen Belag vom Zahnfelsen ab, bis darunter die herrlich weiße, saubere Schicht wieder zu sehen ist. Erst jetzt entdeckt Lars, dass Bob einen kleinen Strohhalm an der Bohrmaschine angebracht hat, aus dem dauernd Wasser herausläuft um den Bohrer zu kühlen. „Damit er nicht so warm wird und auch der

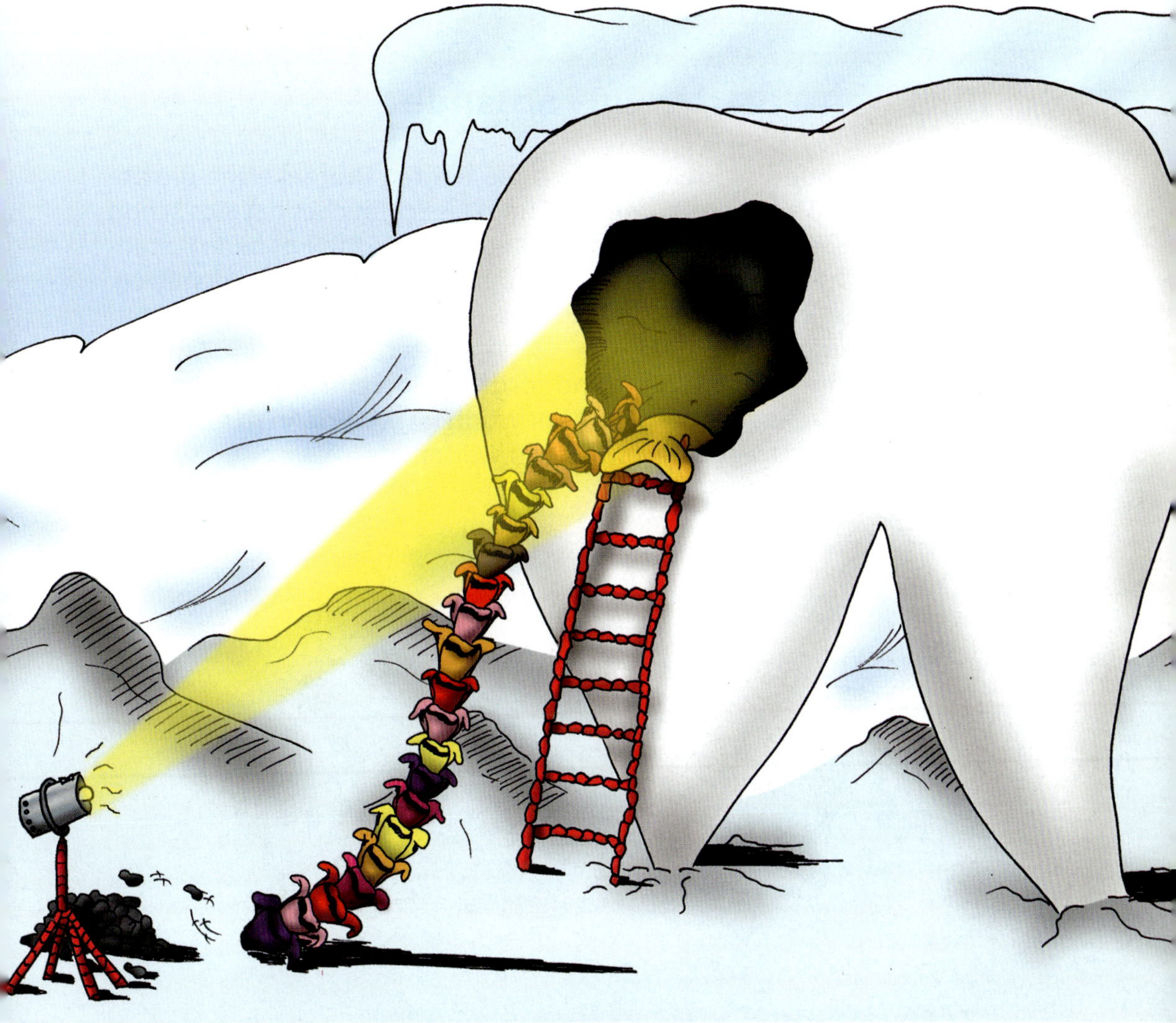

Aus Blütenkelchen hat Bob einen kleinen Absaugschlauch gebaut und holt mit seinem Werkzeug die Karies heraus

Schmutz besser entfernt werden kann", klärt ihn der daneben stehende Blubb auf. Interessiert beobachten alle, wie Bob Stück für Stück die schwarzen und braunen Beläge wegbohrt, schleift und putzt.

16. Karies von der Zuckerbande

Schlurfend und saugend pumpen die bunten Blütenkelche die abgeschliffenen Teile heraus und am Ende des Schlauches hat sich schon ein kleiner Berg von schwarzem und braunem Abfall gebildet. Staunend betrachten Lars und Laura den immer weiter wachsenden Berg. Poggo erklärt ihnen: „Das ist die Karies, die den gesunden Zahnfelsen sozusagen aufgefressen hat. Die Karies entsteht, wenn der Zahnfelsen nicht jeden Tag gründlich und sorgfältig gereinigt wird. Und das mindestens zweimal am Tag!" „Aber wodurch wird denn der Zahnfelsen schmutzig?" fragt Laura staunend weiter.

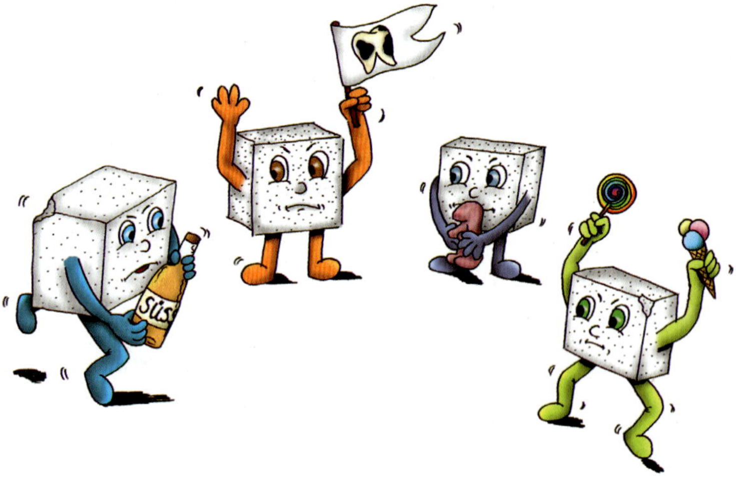

Die Zuckerbande versucht immer wieder den Zahnfelsen mit Süßigkeiten kaputt zu machen

„Tja", meint Poggo nachdenklich „auch wir hier in Aquataris haben Feinde, die den Zahnfelsen zerstören wollen. Wir nennen sie die Zuckerbande." „Die Zuckerbande?", fragt Lars sichtlich verwirrt. „Ja", erklärt Poggo weiter, „die Zuckerbande schleppt den ganzen Tag über immer wieder verschiedene Süßigkeiten an, und füttert damit die Bakterien! „Jetzt verstehe ich gar nichts mehr", schmollt Laura. „Na dann will ich euch das mal richtig erklären", sagt Poggo und schiebt sich seine kleine Brille zurecht.

„Überall hier leben kleine Bakterien. Solche, die an Zahnfelsen leben, ernähren sich von Süßigkeiten, also von Zucker. Je mehr Zucker, umso mehr Bakterien sind da. Wenn nun eine Bakterie mit Zucker gefüttert wird, produziert diese eine Säure. Ähnlich, wie wenn du Wasser trinkst und dann Pippi machst, so scheidet die Bakterie eine Säure aus. Diese Säure frisst sich dann ganz langsam durch den Zahnfelsen. Beispiel: Wenn du Wasser auf einen Schneeball tropfen lässt, ist die beschädigte Stelle zuerst ganz klein und wird dann immer größer. Am Schluss hat der Schneeball ein riesiges Loch. Genauso passiert es beim Zahn. Das nennt man dann die Karies."
„Aha" ruft Laura ganz erstaunt aus, „Aber was ist dann die Plaque?", fragt sie Poggo. „Nun", erklärt dieser, „einige dieser Bakterien sind ganz schlau und produzieren statt der Säure einen zuckerhaltigen Klebstoff. Damit kleben sie sich einfach an den Zahn an. Wenn der Zahnfelsen nicht immer schön sauber gehalten wird, ist dieser dann über und über mit den kleinen, klebenden Bakterien besät. Da diese ja winzig klein sind, siehst du nur einen Zahnbelag auf den Zähnen. Dieser zuckerhaltige Klebstoff dient den Bakterien sozusagen als „Speisekammer für schlechte Zeiten". Wenn also keine Zuckersachen mehr als Nahrung da sind, fressen die Bakterien diesen zuckerhaltigen Belag und produzieren dabei wieder die Säure, die Löcher in den Zahnfelsen frisst!" Blubb nimmt eine kleine Lupe aus Bobs Werkzeug und zeigt den beiden Kindern was Poggo versucht hat, ihnen zu erklären.

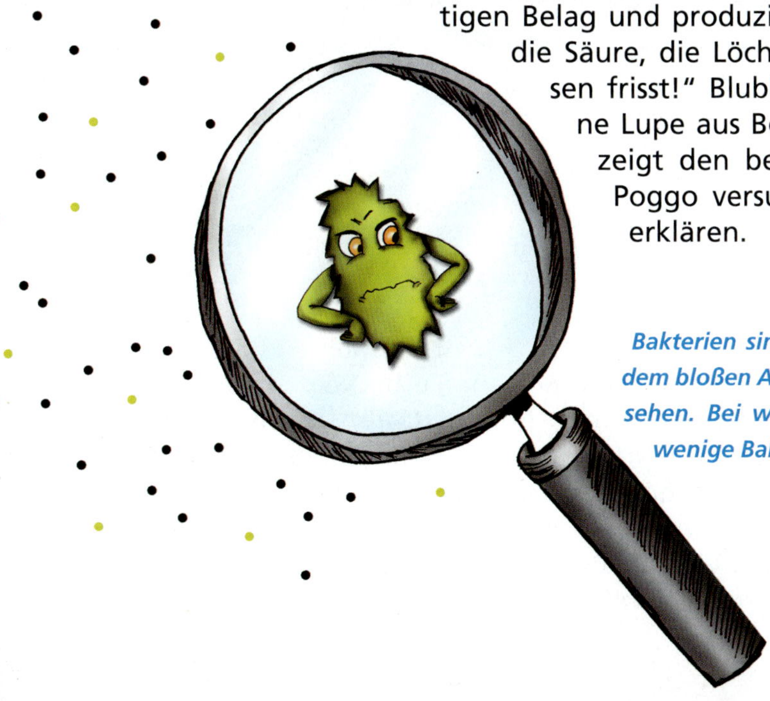

Bakterien sind winzigklein und mit dem bloßen Auge kann man sie nicht sehen. Bei wenig Zucker sind auch wenige Bakterien vorhanden

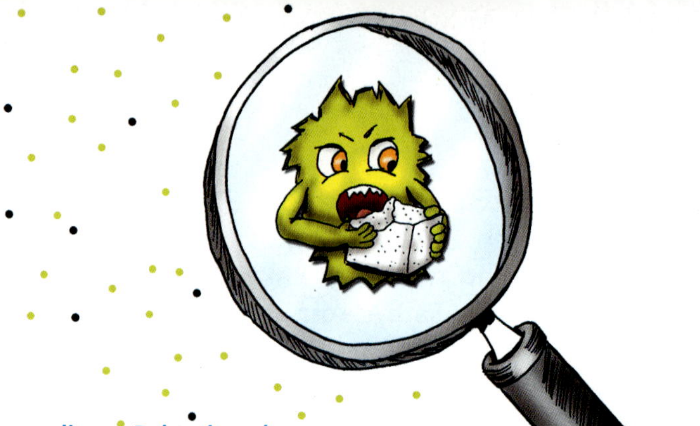

Gibt man diesen Bakterien aber Zucker, so werden es immer mehr. Dadurch kann viel Säure produziert werden, die dann die Zähne schädigt

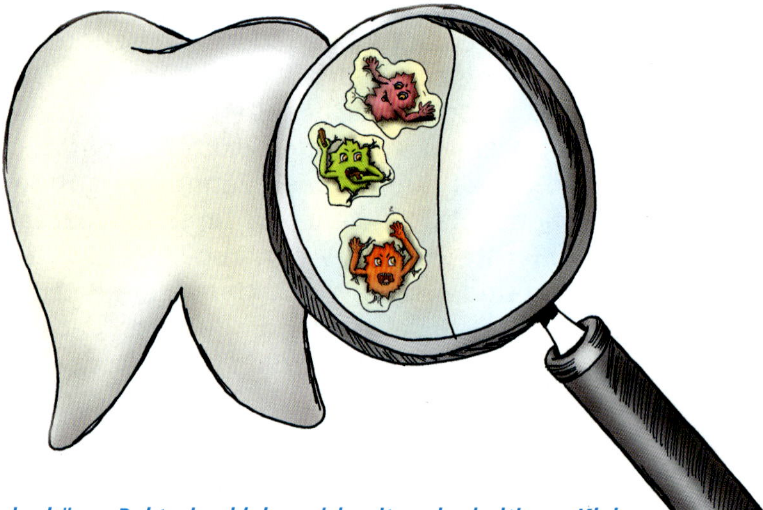

Einige der bösen Bakterien kleben sich mit zuckerhaltigem Klebstoff an die Zähne fest. Das nennt man dann die Plaque, oder auch Zahnbelag. Genauso wie beim Zahnfelsen, so ist das bei euch Menschen!

Lars und Laura sehen sich erstaunt an. Sie blicken zu den Blinkys hinüber, die schuldbewusst in den Boden starren. „Aber das wäre alles nicht so schlimm,“, fährt Poggo mit donnernder Stimme fort, „wenn die Blinkys den Zahnfelsen nach jedem Angriff schön sauber machen würden und damit die Pläne der Zuckerbande vereiteln!“ Die drei Blinkys versinken vor Scham fast im Boden. Blubb pflichtet ihm bei: „Die Karies kann einen Zahnfelsen so schädigen, dass er unrettbar verloren ist! Da hilft nur putzen und darauf zu achten, dass kein Zucker an die Bakterien verfüttert wird."

17. Der Zahnfelsen wird wieder repariert

„Hey ihr da unten!", ruft Bob aus dem Loch heraus, „Ihr könnt schon mal anfangen, die Zahnfüllung anzumischen!" Bob schleift weiter die letzten erkrankten Stellen heraus und betrachtet stolz sein Werk. Kein schwarzer Fleck mehr zu sehen. Die Höhle erstrahlt in einem herrlichen, sauberen Weiß. In der Zwischenzeit haben Blubb und Lars die blaue Muschel vollständig geleert und darin aus zwei verschiedenen Töpfen eine weiße Masse angerührt. Diese füllen sie um in ein silbernes Eimerchen, das über eine Schnur zu Bob hochgezogen werden kann. Bob hat auch die Blütenkelche aus dem gereinigten Loch entfernt, da er diese ja nun nicht mehr benötigt.

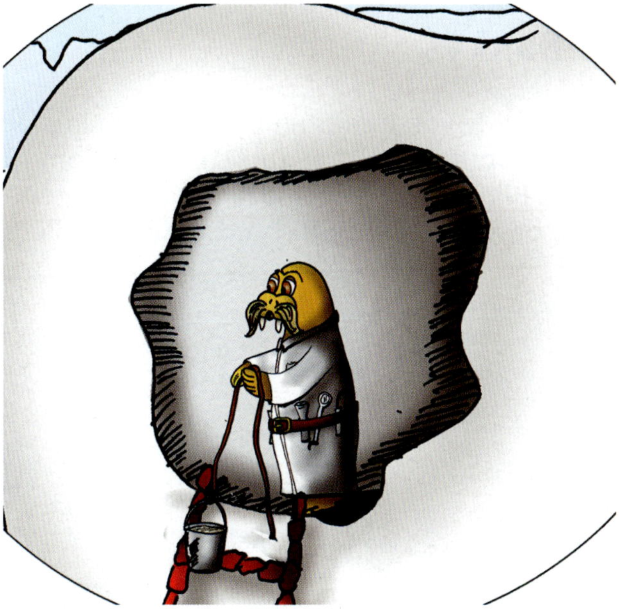

Nachdem die Karies entfernt ist, füllt Bob das große Loch mit einer speziellen Zahnfelsenfüllung

„Hau ruck, hau ruck!" Mit diesen Worten zieht Bob den ersten Eimer, gefüllt mit der weißen Masse, in das Loch hoch. Dort verteilt er gleichmäßig und gewissenhaft das Füllmaterial. So wird Eimer für Eimer hochgehievt und langsam füllt sich die Öffnung mit immer mehr Masse. Ganz am Schluss muss Bob auf die Leiter umsteigen und bringt mit einer Spachtel die letzte Schicht an. Aus seinem Gürtel zieht er ein braunes Brettchen und verstreicht sorgfältig die letzte Füllung.

Schon bald kann man gar nicht mehr sehen, dass sich dort noch vor kurzem ein großes Loch befunden hat.

Schnaufend steigt Bob die kleine Leiter herunter und lässt sich erschöpft neben dem Zahnfelsen nieder. „Puh, so, das wäre geschafft!" Mit seiner Flosse wischt er sich die Schweißperlen von der Stirne. Auch Blubb, Poggo und die Kinder setzen sich neben den sichtlich entkräfteten Bob an den Felsen. „Das ist gerade nochmal gut gegangen", flüstert Bob seinen aufmerksamen Zuhörern zu. „Ein paar Tage noch und das Loch wäre so tief gewesen, dass der Zahnfelsen vermutlich nicht mehr zu retten gewesen wäre!"

18. Schelte für die Blinkys

Die drei Blinkys stehen nach wie vor abseits und sehen noch immer ganz verschämt zu Boden. Blubb ruft die drei zu sich: „Nun kommt mal her, ihr drei Faulen!" Die Blinkys trotten ganz langsam hintereinander heran, wohl wissend, dass jetzt vermutlich noch eine größere Standpauke fällig wird.

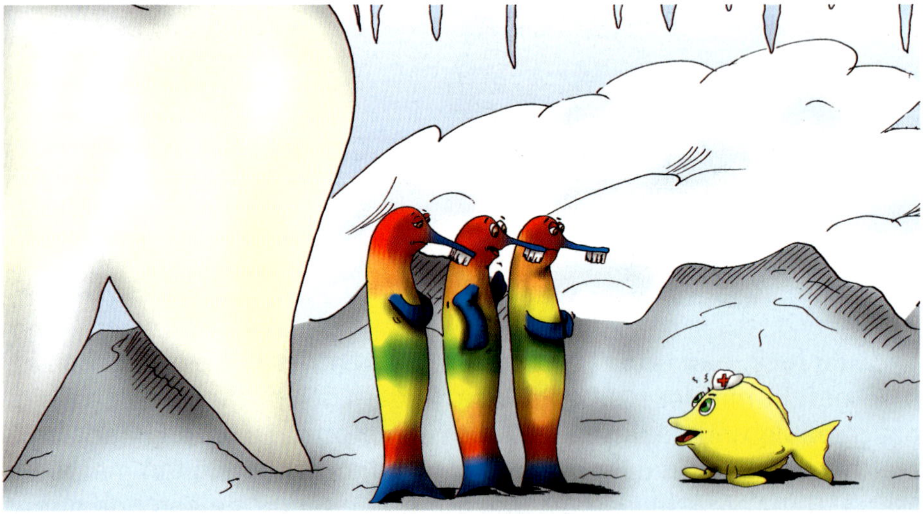

Blubb, der Doktorfisch erklärt den Blinkys noch einmal, warum die Zahnpflege so wichtig ist

„Was habt ihr euch dabei gedacht?", fragt Blubb die verschämten Blinkys. Alle drei fangen gleichzeitig zu reden an und keiner versteht mehr etwas. „Nun mal langsam", schreitet Blubb mit energischer Stimme ein. „Immer schön einer nach dem anderen."

Die drei Blinkys einigen sich auf einen Sprecher, der mit leiser Stimme erklärt: „Na ja, eigentlich haben wir uns dabei gar nicht soviel gedacht. Wir haben zu dritt schöne Spiele gemacht und abends waren wir dann auch immer ein bisschen müde. Da dachten wir uns halt, dass wir das Putzen am nächsten Tag erledigen. Dann gab es wieder tolle Sachen, die uns Spaß machten, und so haben wir gar nicht mehr daran gedacht, dass wir den Zahnfelsen jeden Tag mindestens zweimal ordentlich und sauber reinigen müssen."

„Spiele, Spaß!" Blubb plustert sich schon wieder auf und bekommt rote Backen. Poggo greift mit beschwichtigender Stimme ein: „Wollt ihr, dass die Zuckerbande den Zahnfelsen kaputt macht und die Stadt Aquataris damit einstürzt?" „Nein, das wollen wir natürlich nicht!", entgegnet der Blinky bestürzt. „Wir haben den Fehler erkannt und wollen nun wirklich jeden Tag einmal nach dem Aufwachen und einmal abends vor dem zu Bettgehen den Zahnfelsen tipp topp sauber machen!" Ein zweiter Blinky wirft noch ein: „Und wenn wir erkennen, dass tagsüber die Zuckerbande mit Süßigkeiten da war, werden wir auch sofort danach den Zahnfelsen wieder reinigen!" „So ist das richtig!", ruft nun auch Bob, der Zahnfelsendoktor dazwischen. „Es ist ja auch gar nicht schwer", erklärt er noch einmal: „Einfach den Zahn mindestens zweimal am Tag schön sauber putzen und schon ist alles in bester Ordnung."

Wie die Soldaten stellen sich nun die drei Blinkys in eine Reihe, heben beschwörend die rechte kleine Flosse und singen:

„Guten Morgen, lieber Zahn,...lass den lieben Blinky ran
In zwei Minuten oh wie fein, putzt er dir die Zähne rein

Guten Abend, lieber Mund,...jetzt geht's mit dem Blinky rund
In zwei Minuten, oh wie fein, schrubbt er dir die Zähne rein"

Alle lachen beim Anblick der drei singenden Blinkys. Während ihres lustigen Gesangs geben sich die drei Blinkys gegenseitig einen Klecks erbsengroße Zahnpasta auf ihre Zahnbürsten und fangen an, gründlich den Zahnfelsen zu putzen.

Zahnfelsenputzen macht doch Spaß! Die Blinkys schrubben ihn deshalb ganz sauber!

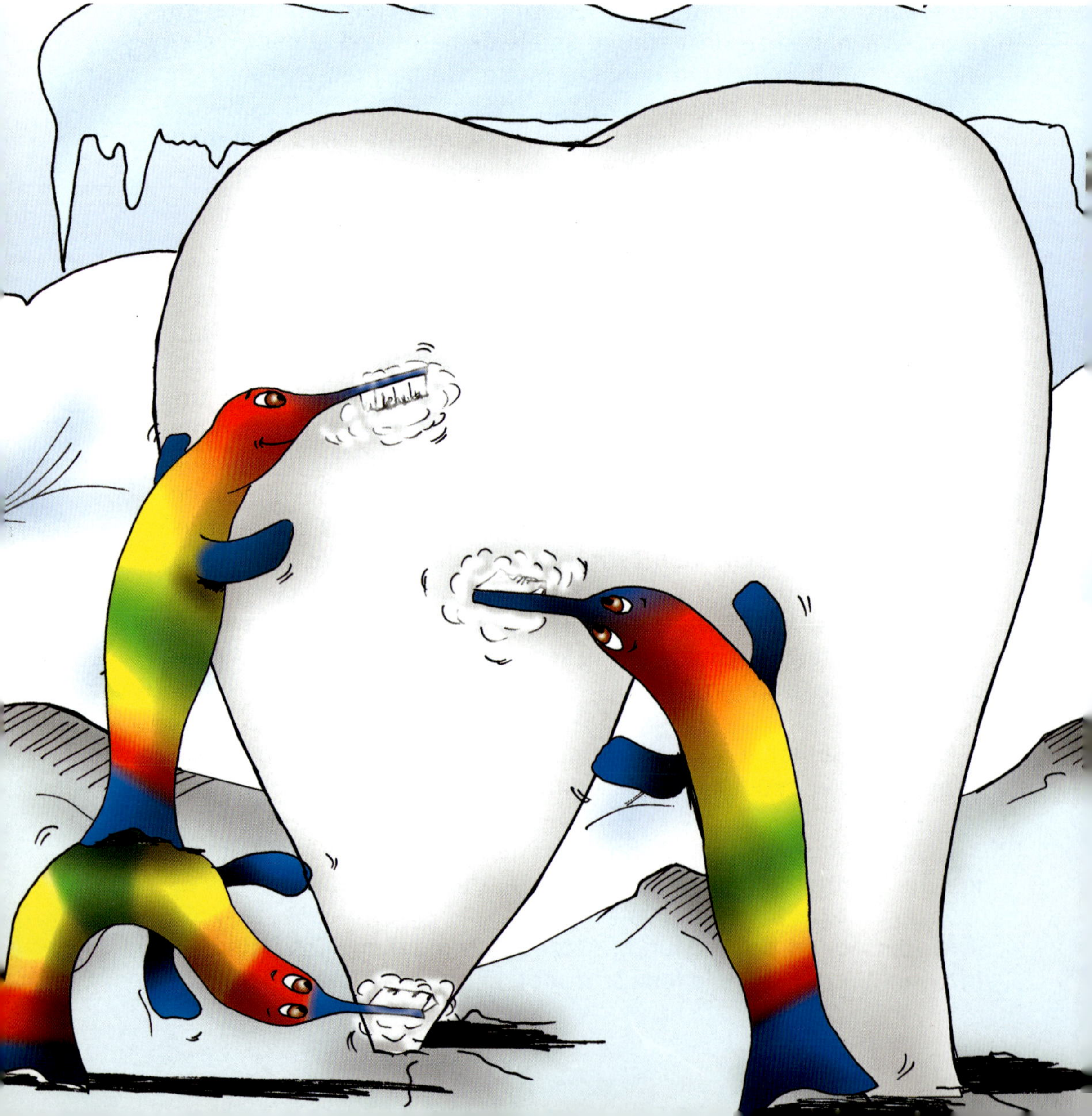

Ordentlich und gewissenhaft putzen sie auch jede noch so kleine Ritze und es dauert nicht lange, da funkelt und blitzt der Zahnfelsen wie ein schöner Diamant.

„Seht ihr", schmunzelt Blubb, „Putzen macht Spaß und lässt jeden Zahnfelsen funkeln und blitzen. Der Plan der Zuckerbande, den Zahnfelsen zu zerstören ist damit gescheitert!"

In der Zwischenzeit hat Poggo für Lars und Laura ein kleines Feuer angemacht und tanzt mit Blubb und Bob fröhlich darum herum. Von der Eisrutsche her hört man jubelnde Schreie, denn die Rettung des Zahnfelsens hat sich überall in Aquataris herumgesprochen und nun wollen natürlich alle Einwohner diesen tollen Tag feiern. Das kann ja noch eine lustige Party werden...

Hey du! Ja du liebes Kind! Hilf auch du mit, dass die Zuckerbande keine Chance hat und putz dir zweimal am Tag die Zähne. Blinky wird dir gern dabei helfen und ich würde mich sehr freuen, wenn du mir im Kampf gegen die Zuckerbande hilfst.

Dein Blubb

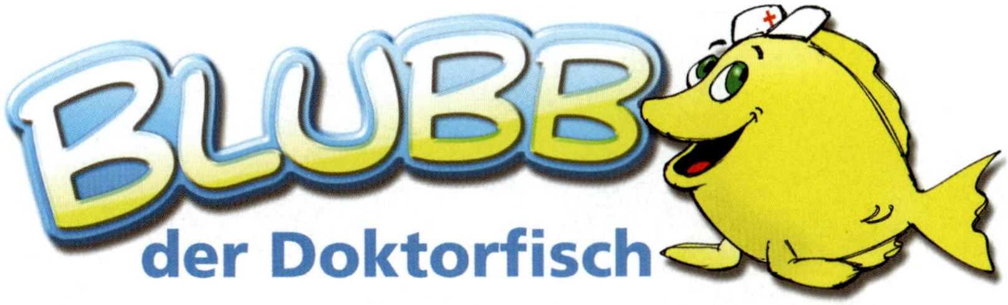

Kinderzahnpflege leicht gemacht

Zahnpflege ist der elementarste Baustein der Hygiene. Hier finden Sie und Ihr Kind spielerische und bildhafte Anleitungen für die richtige Zahnhygiene sowie wertvolle Informationen über das Zusammenspiel von Zähneputzen und gesunder Ernährung.

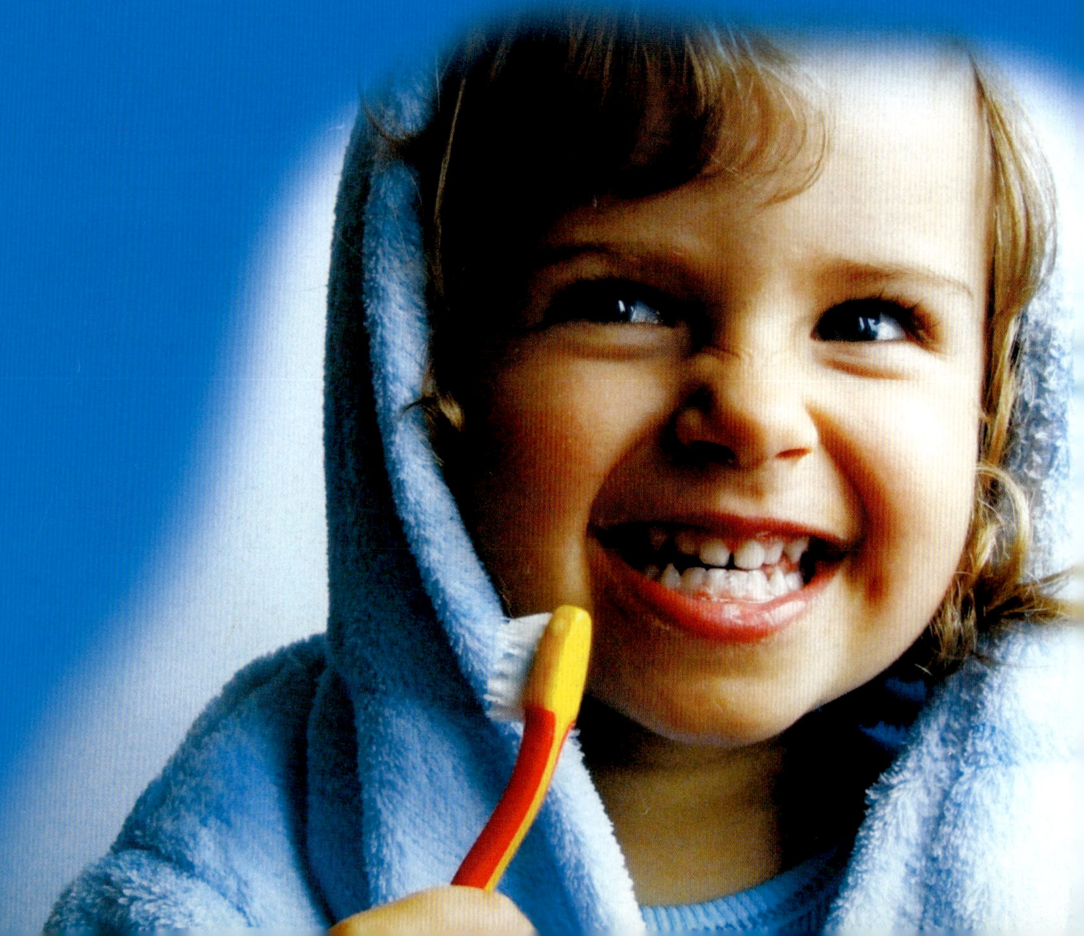

Vorbildfunktion Eltern

Gerade als Eltern sind Sie Vorbild und Bezugsperson für Ihre Kinder. Ihr Verhalten steuert das Verhalten Ihrer Kinder! Deshalb ist Ihr eigenes Verhalten in punkto Zahnpflege entscheidend für das Verhalten Ihres Kindes. Gute Zahnpflege erlernt Ihr Kind ja nur von Ihnen! Seien Sie deshalb Vorbild!

Die Ersten sind wichtig!

Auch Kinderzähne werden durch Plaque angegriffen. Mundbakterien, die nicht regelmäßig entfernt werden, bilden die so genannte Plaque, die dann zu Karies, Zahnfleischerkrankungen und letztendlich sogar zum Verlust der Zähne führen kann. Doch Zahnpflege darf nicht zur bitteren Pflicht werden: Spielerisch und so früh wie möglich sollte das Kind mit der eigenen Kinderzahnbürste vertraut gemacht werden. Neugier, Spaß und der natürliche Nachahmungstrieb müssen aus dem täglichen Zähneputzen ein fröhliches Spiel vor dem Spiegel werden lassen.

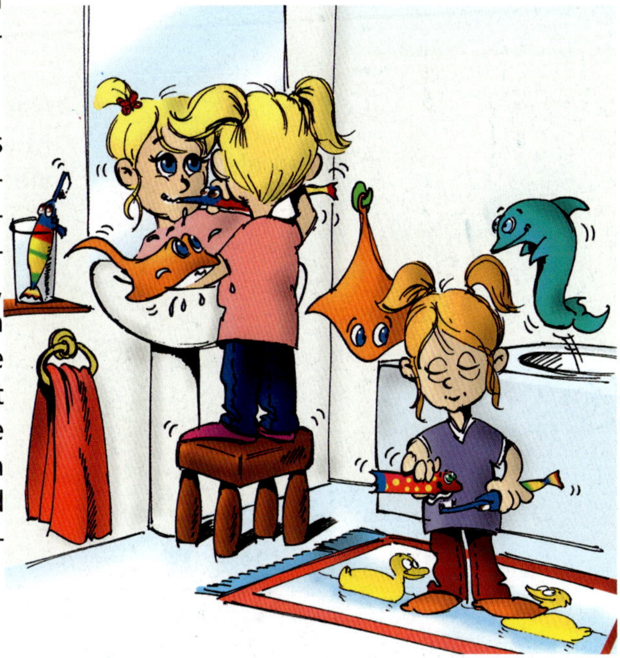

In unserem Leben wachsen uns zweimal Zähne. Vom Milchzahngebiss hin zu den bleibenden Zähnen. Gerade die Pflege des Milchzahngebisses ist sehr wichtig, denn immerhin müssen die ersten Zähne etwa zwölf Jahre lang gute Dienste leisten, und zwar nicht nur als Kauwerkzeuge: Gesunde Milchzähne sind für das Sprechen von besonderer Bedeutung und beeinflussen die gesunde Entwicklung der bleibenden Zähne.

Die Entwicklung der Kinderzähne

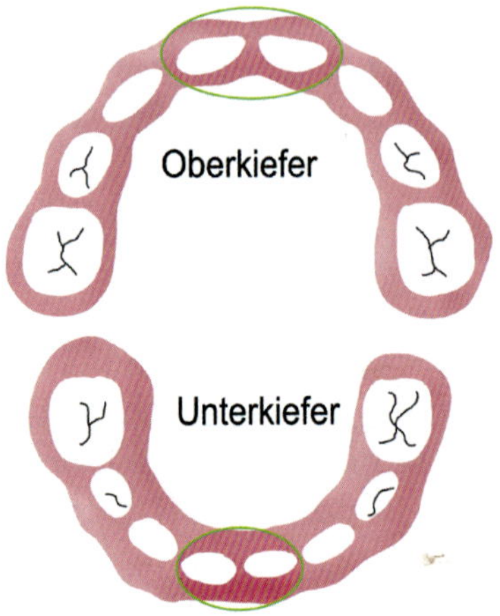

4 - 12 Monate
Mit etwa sechs Monaten wächst der erste Milchzahn und mit Abschluss des ersten Lebensjahres sind meist die oberen und unteren Schneidezähne zu sehen.

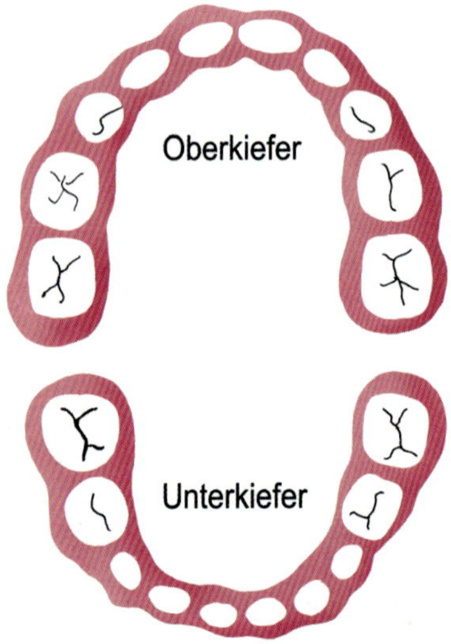

1 - 4 Jahre
Nach und nach erscheinen die 20 Milchzähne, die meist im Alter von vier Jahren alle durchgebrochen sind.

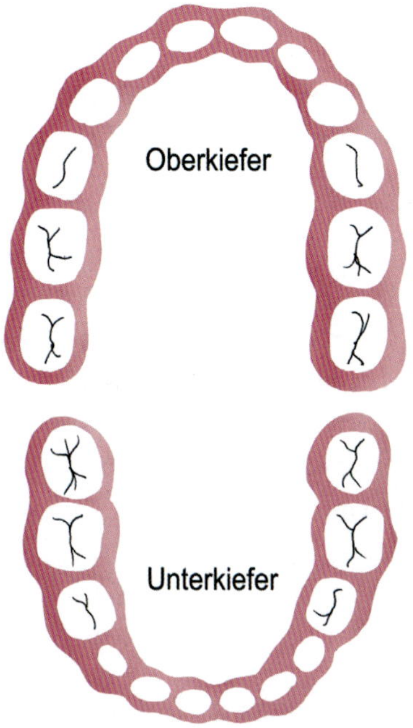

5 - 7 Jahre

Nun erscheinen die ersten bleibenden Backenzähne. Mit ungefähr sechs Jahren fallen die unteren Milchschneidezähne aus und im Alter von sieben bis acht Jahren folgen die oberen Schneidezähne.

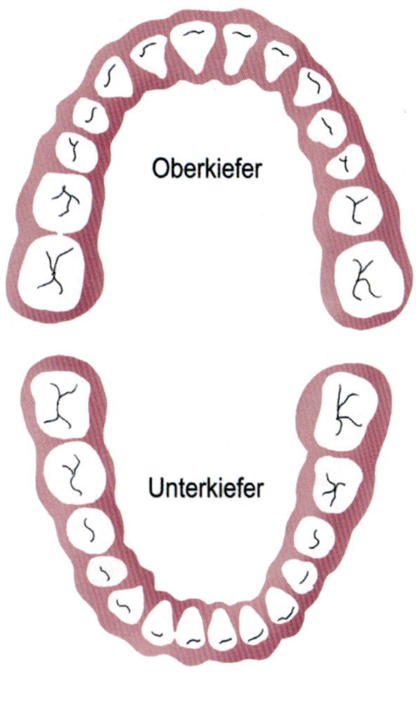

8 - ... Jahre

Der Zahnwechsel ist mit ca. zwölf bis dreizehn Jahren abgeschlossen. Ab ca. 16 Jahren aufwärts erscheinen nun auch die Weisheitszähne.

Regelmäßige Zahnarztbesuche

Der erste Zahnarztbesuch sollte vor dem Durchbruch aller Milchzähne erfolgen. Im Abstand von sechs Monaten sollte danach der Zahnarzt wieder aufgesucht werden.

Gerade bei den ersten Zahnarztbesuchen ist es wichtig, dass sich Ihr Kind wohl fühlt und keine Angst vor dem Zahnarzt aufbaut. Kindgerechte Erklärungen, was der Zahnarzt tut, und eine fröhliche und familiäre Atmosphäre sorgen dafür, dass Ihr Kind auch in Zukunft ohne Angst zum Zahnarzt geht! Anschauungsmodelle und die Erklärung der Instrumente veranschaulichen dem Kind, was beim Zahnarzt passiert und wie wichtig Zähne und deren Reinigung sind.

Baustein Ernährung

Wenn Bakterien und Zucker im Mund zusammenkommen, bilden sich schädliche Säuren und in Folge Plaque, die als die häufigste Ursache von Karies gelten. Je häufiger und höher der Zuckerkonsum ist, umso mehr Bakterien sind vorhanden. Damit wird auch die Wahrscheinlichkeit größer, dass Bakterien die Säure bilden, die Karies verursacht und damit die Zähne schädigt.

Nach dem gründlichen Zähneputzen am Abend **müssen** zuckerhaltige Produkte, wie Süßigkeiten, Fruchtsäfte oder gesüßte Tees ein **Tabu** sein!

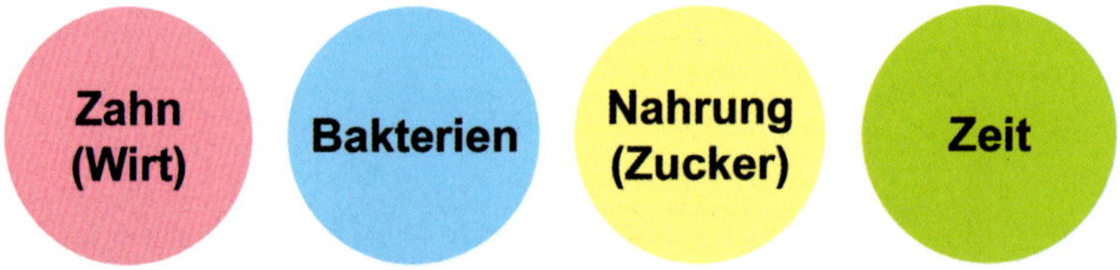

Diese vier Faktoren sind immer vorhanden. Aber nur, wenn diese in der richtigen Konstellation zueinander stehen, entsteht Karies

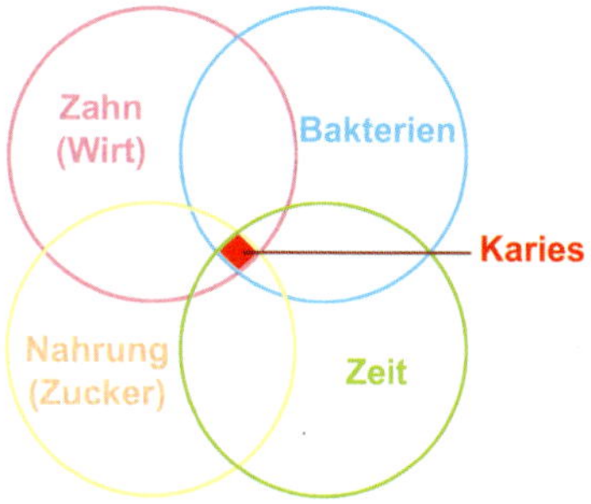

Zwei dieser Faktoren, die Nahrungsqualität und den Faktor Zeit, können Sie effektiv und einfach beeinflussen! Deshalb schützen optimale Ernährung und zeitnahes Zähneputzen vor Karies!

Hier versteckt sich die Zuckerbande

Art	Menge	Anzahl Würfelzucker
1 Tüte Gummibärchen	75 g	ca. 10
1 Tüte Lakritz	75 g	ca. 15
1 Tafel Vollmilchschokolade	100 g	ca. 19
1 Tafel Kindermilchschokolade	100 g	ca. 13
1 Milchcremeschnitte	28 g	ca. 3
1 Glas Marmelade	450 g	ca. 105
1 Fruchtjoghurt	250 g	ca. 13
Schokolinsen	40 g	ca. 10
Kekse	400 g	ca. 36
1 Glas Nuss-Nougat-Creme	400 g	ca. 79
1 Glas Honig	500 g	ca. 133
Instant-Kakaopulver	800 g	ca. 200
Kakao trinkfertig	0,33 l	ca. 11
Schokomüsli	400 g	ca. 40
1 Dose Limonade	0,3 l	ca. 13
Bonbons	100 g	ca. 16
1 Tüte Fruchtsaftgetränk	0,2 l	ca. 8
Apfelsaft	1 l	ca. 40
Orangensaft	1 l	ca. 33
Tomatenketchup	450 g	ca. 135
Milchspeiseeis	200 g	ca. 13
1 Dose Colagetränk	0,3 l	ca. 12
1 Schoko-Karamell-Riegel	30 g	ca. 7

Ernährungsberatung

Die zahnbewusste Ernährung spielt neben der richtigen Zahnhygiene eine wichtige Rolle. Aus diesem Grund sollten Sie auf folgende Dinge besonders achten:

- Zwischenmahlzeiten sollten so selten wie möglich zuckerhaltig sein, dabei ist es unwichtig, ob es sich um raffinierten Zucker (weißen Haushaltszucker), Rohrohrzucker (brauner Zucker), Honig, Fruchtzucker (Fruktose) oder Traubenzucker (Glukose) handelt.

- Achtung bei dem Wort „zuckerfrei"! In der Werbung und auf Produktverpackungen findet sich häufig das Wort zuckerfrei. Nach aktuellem Lebensmittelrecht bedeutet dies jedoch nur saccharosefrei, also frei von weißem Zucker! Dies schließt jedoch eine Beimischung anderer Zuckerarten (z. B. Glukose, Fruktose), die wiederum die Zähne durch bakterielle Säureentwicklung angreifen, nicht aus. Fazit: Zuckerfrei bedeutet nicht gleich zahnfreundlich! Ganz sicher können Sie nur bei Lebensmitteln sein, die mit dem Zahnmännchen ausgezeichnet sind.

ZAHNFREUNDLICH.ORG®
wissenschaftlich getestet

- Häufig stellen Obst- und Gemüsesäfte, auch im verdünnten Zustand, die über die Nuckelflasche verabreicht werden, eine hohe Kariesgefahr dar, wenn sie zur Schlafenszeit gegeben werden. Dies kann zu der so genannten Nuckelflaschen-Karies führen. Geben Sie Ihrem Kind lieber Mineralwasser oder Milch aus der Lerntasse oder dem Becher – das schmeckt und fördert zudem die gesunde Zahn- und Kieferentwicklung.

Enttarnen Sie versteckte Zucker in Lebensmitteln.

- Produkte, die oft als „gesund" eingestuft werden, wie Fruchtjoghurt, spezielle Kinderlebensmittel, Trockenfrüchte und Honig

- Lebensmittel, die häufig kaum oder gar nicht süß schmecken, wie Cornflakes, Chips, Ketchup, aber auch in Hustensaft sowie in Baby-, Kinder- und Instanttees

- Achten Sie dabei auf die Zutatenliste der Lebensmittel. Es gilt: Die Zutat, die an erster Stelle zu finden ist, ist mengenmäßig am meisten enthalten. Die letzte aufgelistete Zutat ist demnach am geringsten im Produkt enthalten.

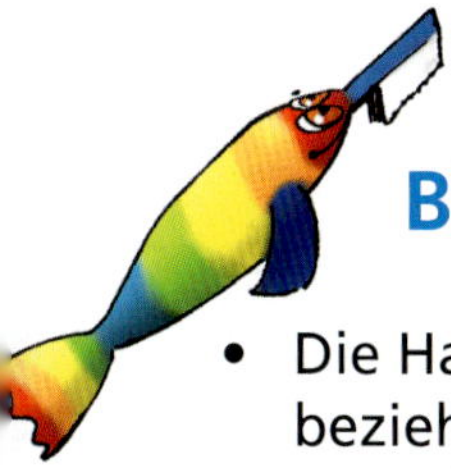

Blinkys Ernährungstipps:

- Die Hauptmahlzeiten sollten zum größten Teil aus Getreide, beziehungsweise aus Getreideprodukten (Brot), Reis, Nudeln, Kartoffeln und Mais bestehen.
- Limonaden, Fruchtsäfte und Softdrinks sollten vermieden werden.
- Fünf Portionen Obst und Gemüse („eine Handvoll") pro Tag
- Mineralwasser und ungesüßte Früchtetees stellen eine Alternative für zuckerhaltige Getränke und Fruchtsäfte dar

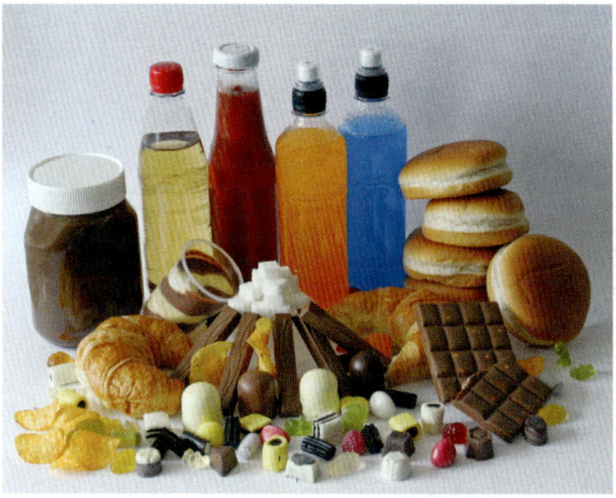

Ungesunde Nahrungsmittel

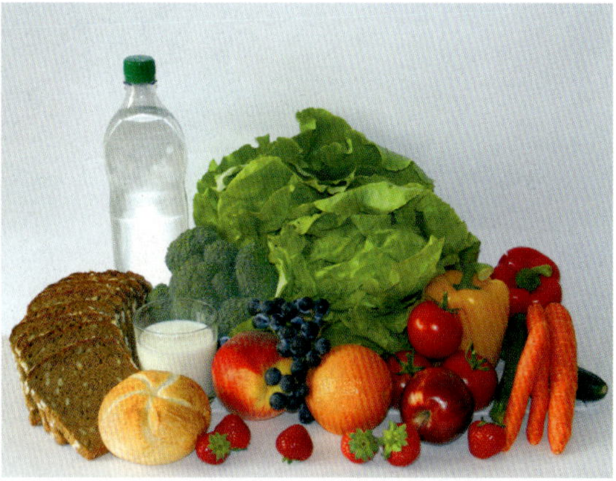

Gesunde Nahrungsmittel

Die richtige Zahnpflege

Schon die ersten kleinen Zähne gehören täglich geputzt. Halten Sie dabei Ihr Kind im Arm wie beim Füttern – so erreichen Sie die Zähne Ihres Kindes am besten.

Bei älteren Kindern stehen Sie am besten hinter dem Kind und halten dessen Kopf leicht nach hinten gebeugt. So können Sie bequem gemeinsam mit dem Kind die optimale Zahnreinigung erreichen.

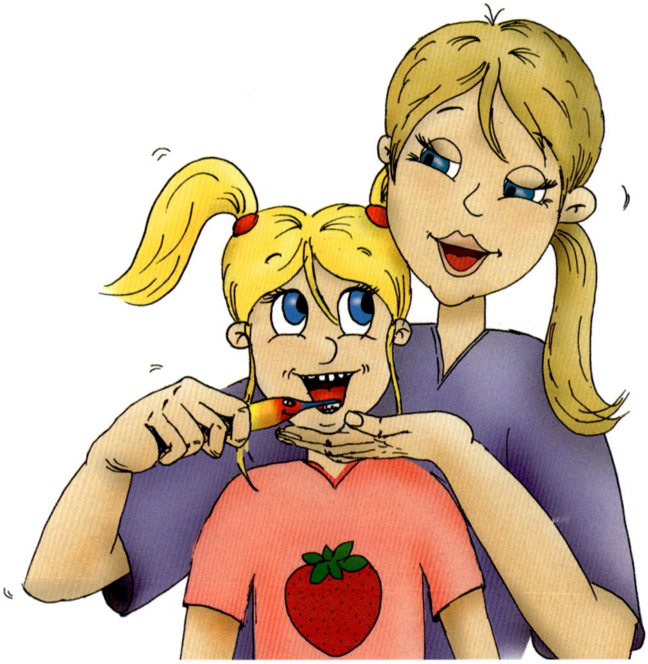

Gerade mit drei – fünf Jahren wollen Kinder beweisen, dass sie schon Vieles alleine können. Überlassen Sie bitte auch hier nichts dem Zufall und putzen Sie gemeinsam mit Ihrem Kind dessen Zähne.

Erst ab ca. acht Jahren sind die Kinder geschickt genug, um sich die Zähne alleine zu putzen. Führen Sie aber auch hier konsequent Kontrollen durch. Die langfristige Erhaltung der Zähne und damit die Gesundheit Ihres Kindes wird es Ihnen danken.

Die Zahnputztechniken

Es gibt verschiedene Zahnputztechniken. Ihr Zahnarzt gibt Ihnen hierzu gerne seine Empfehlung. Eine bewährte Technik wollen wir Ihnen vorstellen:

- Geben Sie etwas Zahnpasta (etwa erbsengroß) auf die Bürste

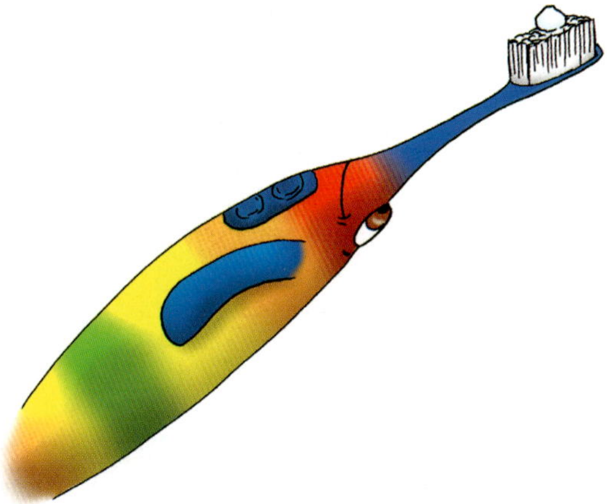

- Reinigen Sie die Kauflächen mit einer sanften Hin- und Herbewegung

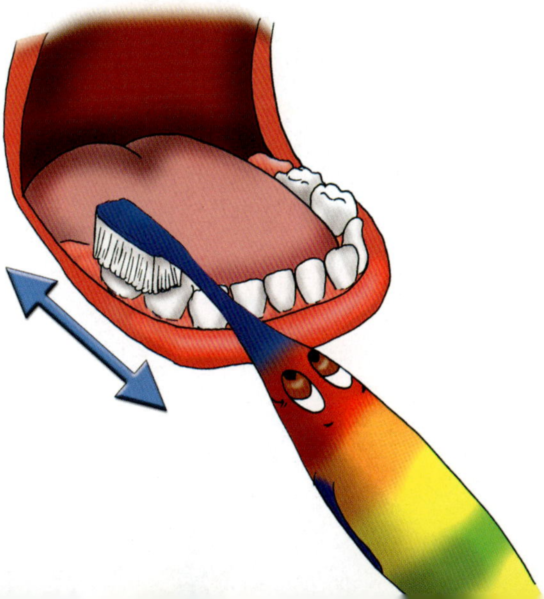

- Putzen Sie die Außenflächen mit kurzen, sanften Auswischbewegungen von Rot nach Weiß (also vom Zahnfleisch hin zum Zahn); vermeiden Sie Hin- und Herbewegungen wie mit einer Säge!

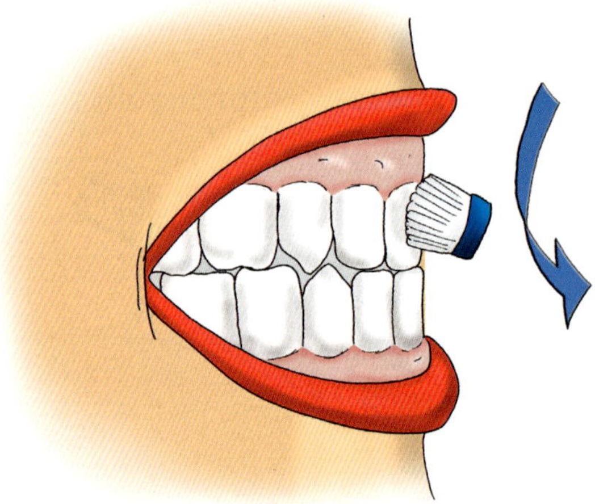

- Genauso wie die Außenflächen reinigen Sie auch die Innenflächen mit Auswischbewegungen vom Rot nach Weiß. Achten Sie vor allem auf die gründliche Reinigung auch jener Zähne, die in der Biegung sind.

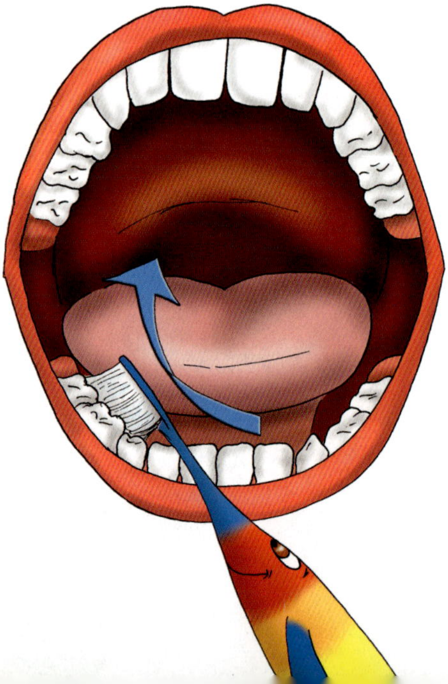

- Für die Innenseiten der Schneidezähne halten Sie die Zahnbürste am besten senkrecht und putzen wieder von Rot nach Weiß

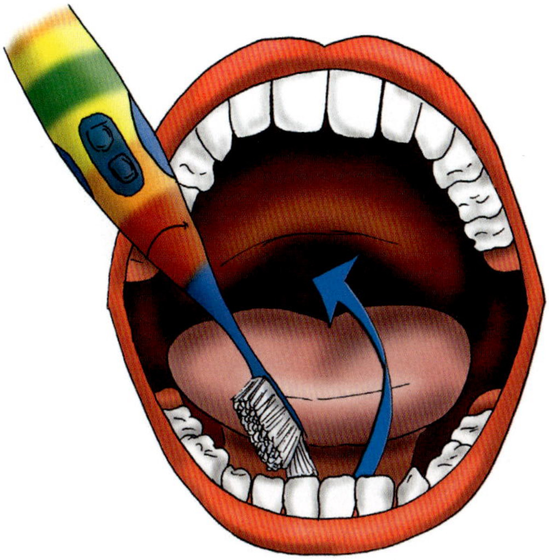

- Der gesamte Reinigungsvorgang soll mindestens zwei Minuten andauern. Danach nicht sofort mit Wasser ausspülen, sondern die überschüssige Zahnpasta einfach ausspucken. (So können die Wirkstoffe der Zahnpasta länger auf die frisch geputzten Zähne einwirken).

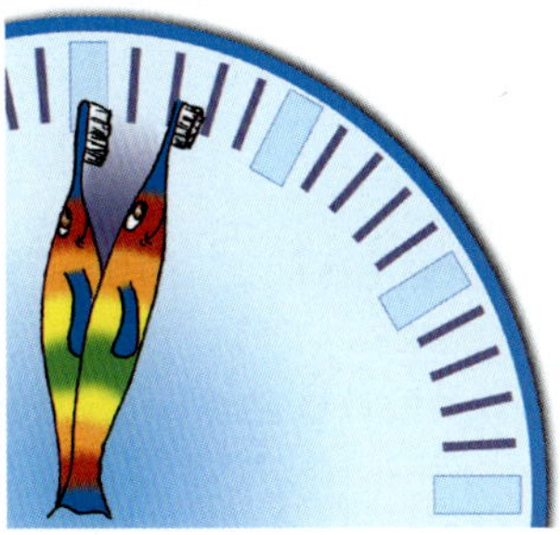

2 Minuten

Verbinden Sie das Ritual Zahnputzen mit lustigen Dingen. Egal ob Sie nun ein lustiges Lied dabei singen, zwei Minuten lang Musik spielen oder mit Ihrem Kind einfach nur Spaß haben. Solange Ihr Kind das Zähneputzen mit Freude verbindet, wird es mit Vergnügen diese wichtige Gewohnheit annehmen. Und denken Sie daran: Druck und Zwang erzeugen nur Widerstand und Widerwillen!

Die KAI – Methode

KAI heisst: Kauflächen-Außenflächen-Innenflächen

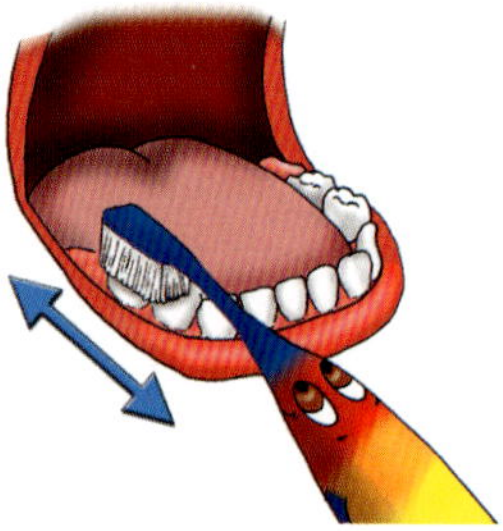

K

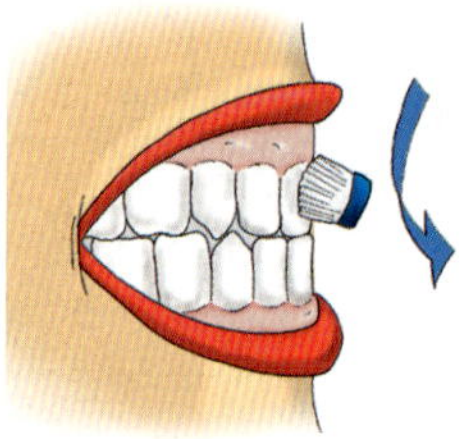

A

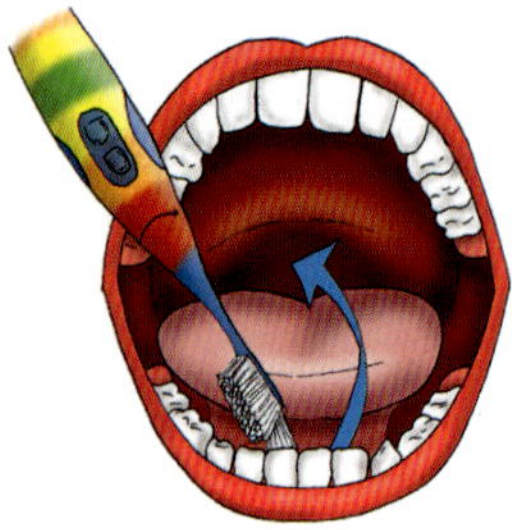

I

- Auf den Kauflächen ist Hin- und Herbürsten erlaubt. So werden auch die tiefen Fissuren sauber.
- Mit der Zahnbürste Kreise auf die Außenflächen der Schneide- und Backenzähne „malen"
- „Auswischen" oder „Ausfegen" der Zahninnenflächen
- Mund ausspülen
- Zahnbürste gründlich ausspülen und ausklopfen
- Zahnbürste mit dem Kopf nach oben in den Becher stellen

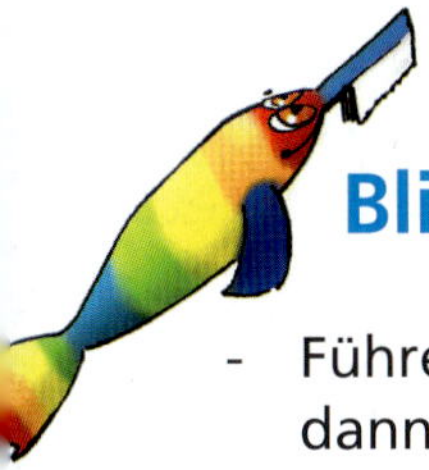

Blinkies Tipps:

- Führen Sie die tägliche Zahnpflege mit Spaß und Spiel ein, dann wird dies zur guten Gewohnheit auch für Ihr Kind.

- Zweimal täglich zwei Minuten gründlich die Zähne putzen, am besten mit meinen lustigen Zahnputzliedern

- Achten Sie darauf, dass nach dem Zähneputzen abends keine zuckerhaltigen Nahrungsmittel oder Getränke genommen werden

- Ältere Kinder wollen selbst die Zähne putzen. Aber oft sind sie noch nicht so geschickt. Überwachen Sie gerade in dieser Zeit die tägliche Zahnreinigung und geben auf lustige Art Hilfestellung (z. B. Zahnputzwettbewerb zwischen Ihnen und Ihrem Kind). Putzen Sie Ihrem Kind die Zähne gründlich nach.

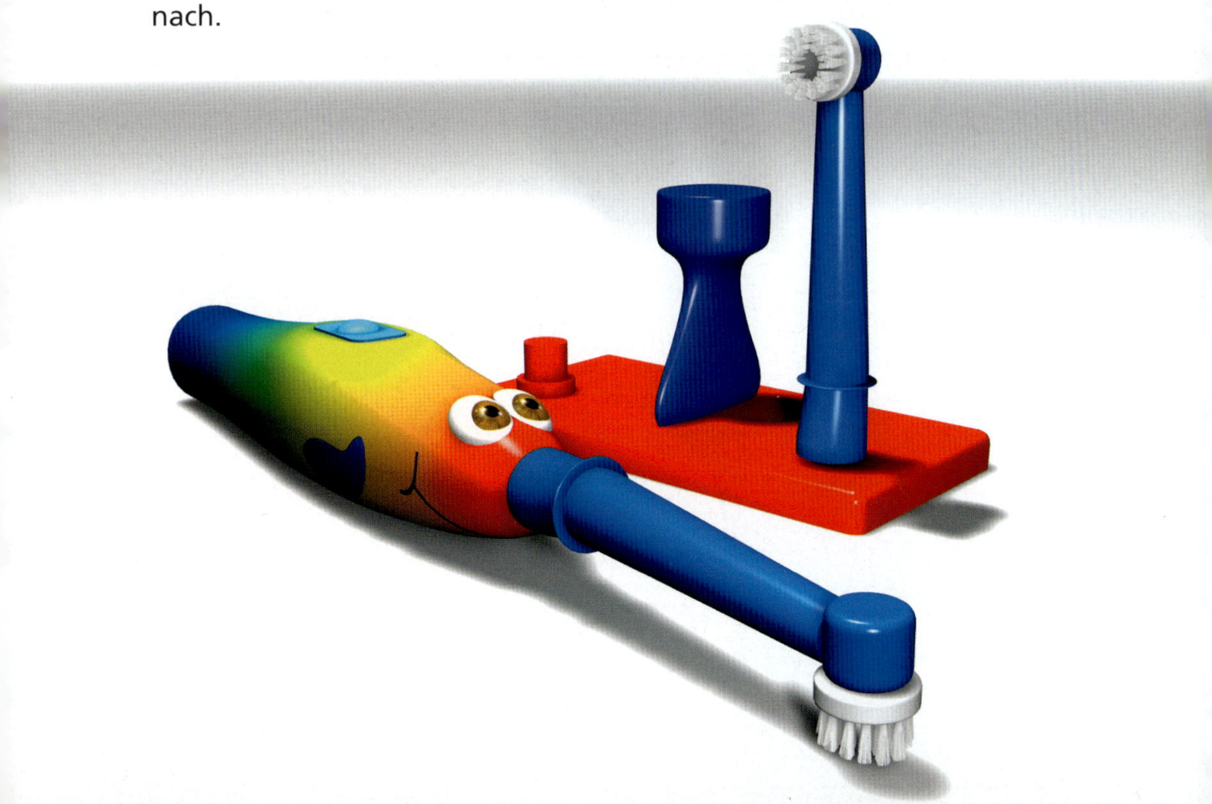

Glossar (Lexikon)

Im folgenden Abschnitt des Buches finden Sie wichtige Begriffe mit ausführlichen Erklärungen zu dem Thema Zähne. Alles, was Sie wissen müssen – und schon immer wissen wollten.

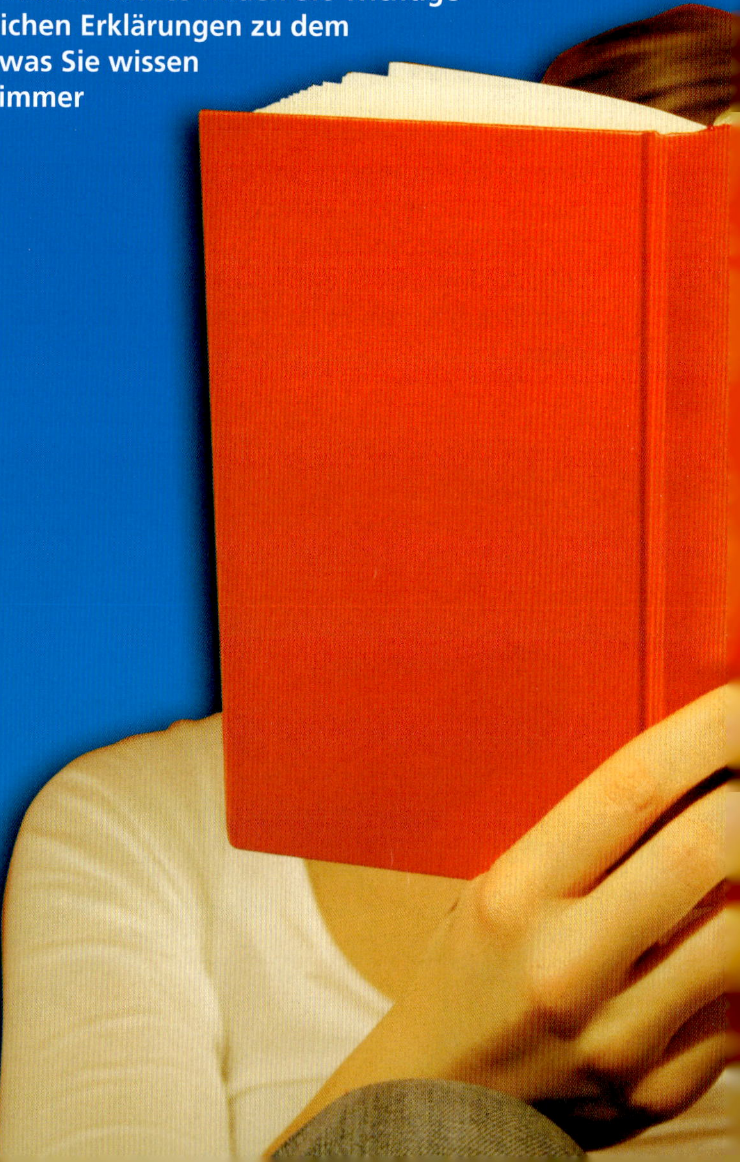

Mit freundlicher Genehmigung:
Dr. Klaus de Cassan
(www.zahnwissen.de)

Zahn

pl. **Zähne**; in einer Zahnreihe angeordnetes, sich zweimal bildendes Körperorgan mit den Hauptfunktionen **Nahrungszerkleinerung** und **Lautbildung** - entwicklungsgeschichtlich ein Anhangsgebilde der Haut. Seine **festen Bestandteile** und deren Eigenschaften sind:

- Schmelz
  - härteste aber auch sprödeste Zahnhart- und Körpersubstanz
  - Schmelz ist im Gegensatz zu Dentin nicht regenerierbar
  - die kritische Grenze für die Kariesentstehung liegt für Schmelz bei pH 5,5–5,7
- Dentin
  - er ist durchzogen von „Tomesschen Fasern" (Odontoblastenfortsätze), die in den Dentinkanälchen verlaufen
  - von den Odontoblasten kann bei Bedarf Dentin nachgebildet werden
  - die kritische Grenze für die Kariesentstehung liegt für Dentin bei pH 6,3–6,5
- Zement (die Zahnwurzel bedeckend):
  - Primärzement ist zellfrei und in dünnen Schichten aufgelagert , der Sekundärzement ist zellhaltig und apikal ausgeprägt vorhanden
  - Bildung erfolgt durch Zementozyten

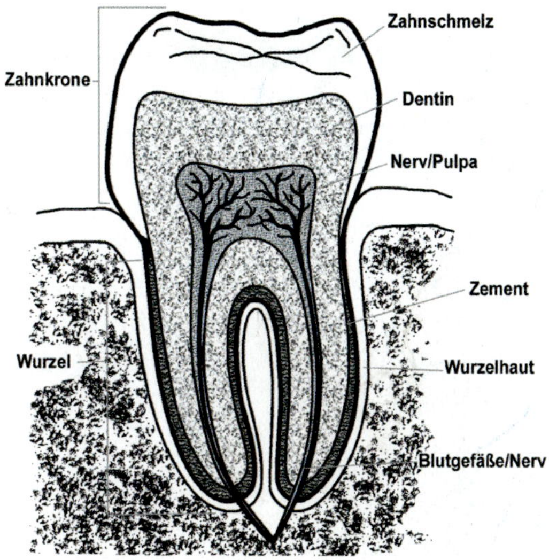

Im Inneren des Zahnes befindet sich die **weiche Pulpa** (= **Zahnmark** o. laienhaft **„Zahnnerv"**) mit den Eigenschaften:

- Pulpa (pulp)
  - unterteilt in Kronenpulpa und Wurzelpulpa; letztere besitzt Seitenkanälchen (Ramifikation mit einem Netz anastomosierender Zellen), welche Pulpenausläufer darstellen und eine Verbindung mit dem Zement der Wurzel herstellen
  - das Grundgewebe ist ein gallertiges Bindegewebe, mit einem Netz aus Blut- und Nervgefäßen
  - weiter sind Odontoblasten vorhanden, welche das Pulpencavum („Nervhöhle") auskleiden; deren Fortsätze ziehen in das Dentin hinein

- an die Odontoblastenschicht schließt sich die Weilsche Zone als zellarmes Gewebe an
- die engste Stelle der Pulpa befindet sich am Foramen apicale: Es ist die Zufluss- und Versorgungsöffnung des Zahnes für die Pulpa
- ihre Aufgabe besteht in der lebenslangen Bildung von Dentin, der Ernährung von Teilen des Zahnes und einer Schmerzempfindung auf thermische, chemische, osmotische und mechanische Reize

Das System „natürlicher Zahn" hat nur deswegen eine so **hohe Dauerfestigkeit** - die höchste im menschl. Organismus -, weil die verschiedenen Werkstoffe Dentin und Schmelz ein ausgezeichnetes Verbundsystem darstellen.

Menschl. Zähne durchbrechen den Kiefer im Laufe des Lebens zweimal (Dentition). Mit Ausnahme der Säugetiere, werden bei allen Wirbeltieren die Zähne ständig ersetzt. Bei fast allen Säugetieren findet lediglich einmal im Leben ein Zahnwechsel statt.

- Milchgebiss mit 20 Zähnen (8 Schneidezähne, 4 Eckzähne, 8 Backenzähne); keine kleinen Backenzähne
- bleibendes Gebiss besitzt mit den Weisheitszähnen 32 Zähne (8 Schneidezähne, 4 Eckzähne, 8 kleine Backenzähne, 12 große Backenzähne)
- Zahnfarbe ist bei den Milchzähnen kreidig weiß, bei den bleibenden Zähnen altersabhängig und rassebedingt.

Zähne waren in der **Entwicklungsgeschichte** einzeln stehende, hochkronige Zapfen, die zum Zerkauen von Tierknochen und Pflanzenfasern dienten und auf Abrieb ausgerichtet waren. In einer weiteren Stufe wuchsen die Zapfen in Gruppen zu Zähnen zusammen und entwickelten durch gegenseitige Abstützung mehr Festigkeit. Die Zähne der Säugetiere stellten sich schließlich auf das Reißen von Fleisch und dadurch auf die Nutzung von tierischem Eiweiß ein. Die aus dem Tierreich zuweilen bekannte **Neubildung von Zähnen** existiert beim Menschen nicht.

Menschliche Zähne vollbringen täglich Höchstleistungen: 18 Tonnen Nahrungsmittel kaut der Mensch durchschnittlich in seinem Leben. Das sind umgerechnet 45 Schweine, für Vegetarier ein Brot in der Länge von viereinhalb Kilometern oder für Geflügelliebhaber 10.000 Hähnchen.

Milchzahn

Milchzahngebiss, normalerweise ab dem 6. Lebensmonat durchbrechende „erste Zähne" des Kleinkindes, mit einer sehr viel helleren („kreidigen") Farbe als die bleibenden Zähne. Aus dieser Tatsache leitet sich auch der Name „Milchzahn" ab. Ebenso ist die Nervhöhle erheblich größer als bei den nachfolgenden Zähnen (siehe weiter unten). Auf äußerliche Fluoridierungsmaßnahmen reagieren **M.** gleich gut wie bleibende Zähne.
Wenn aber die Zähne einmal von Karies befallen sind, so geht die Zerstörung schneller als bei bleibenden Zähnen voran: Im Schmelz des Milchgebisses finden sich strukturelle, histologische und biochemische Unterschiede zu bleibenden Zähnen: Der Schmelz ist nur

etwa halb so dick, prismenfrei und hat einen geringeren Mineralgehalt. Aufgrund dieser Unterschiede schreiten Entkalkungsprozesse bei Milchzähnen schneller voran.

Das **Milchgebiss** - auch als 1. Dentition bezeichnet - besteht aus 20 Zähnen; es kennt keine „kleinen Backenzähne" (Prämolaren) und Weisheitszähne. Die ersten Zähne brechen i.d.R. ab dem 6. Lebensmonat durch; die unteren eher als die oberen. Spätere Durchbruchszeiten (**„Spätzahner"**) - bis zu 18 Monaten - sind selten, aber i.d.R. ohne Folgen für die weitere Gebissentwicklung; Ursachen für die Verspätung sind nicht bekannt, Fluoridgaben werden als eine Möglichkeit diskutiert.

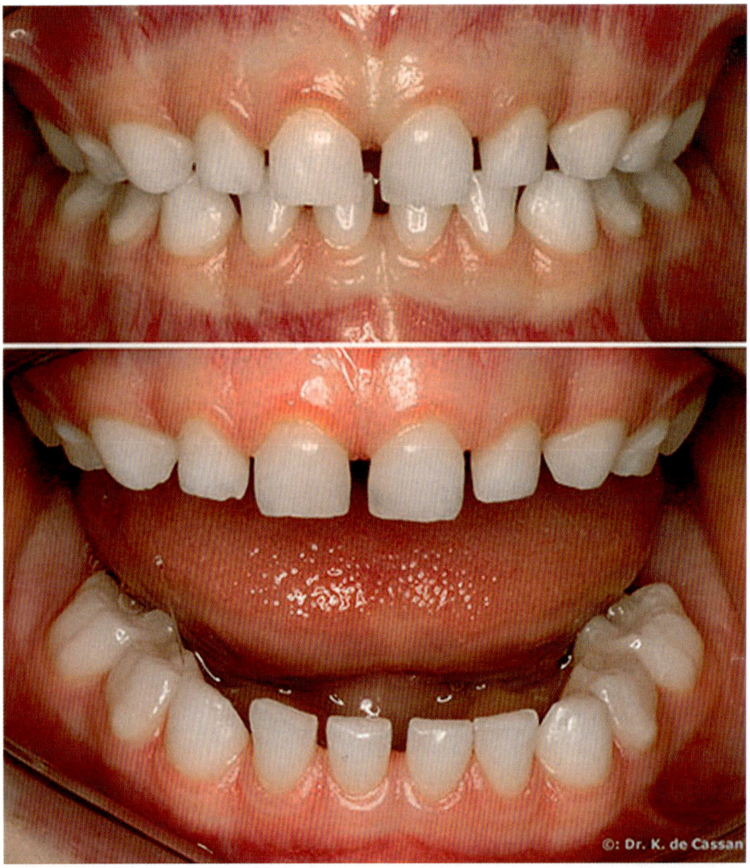

Etwa zwischen dem 6. und 13. Lebensjahr werden alle **M.** durch die bleibenden Zähne mittels Resorption der Zahnwurzeln ersetzt bzw. das Gebiss durch zusätzliche Zähne im Backenzahnbereich ergänzt. Die Wurzelauflösung des Milchzahns beginnt nahe der Krone des nachfolgenden Zahnes durch Osteoklasten-ähnliche Riesenzellen - auf dem Röntgenbild entsteht der Eindruck eines „Auffressens" durch den neuen Zahn.

Milchzahngebiss eines 5-jährigen

Im Vergleich zu **bleibenden Zähnen** ergeben sich nachfolgende **Unterschiede**:

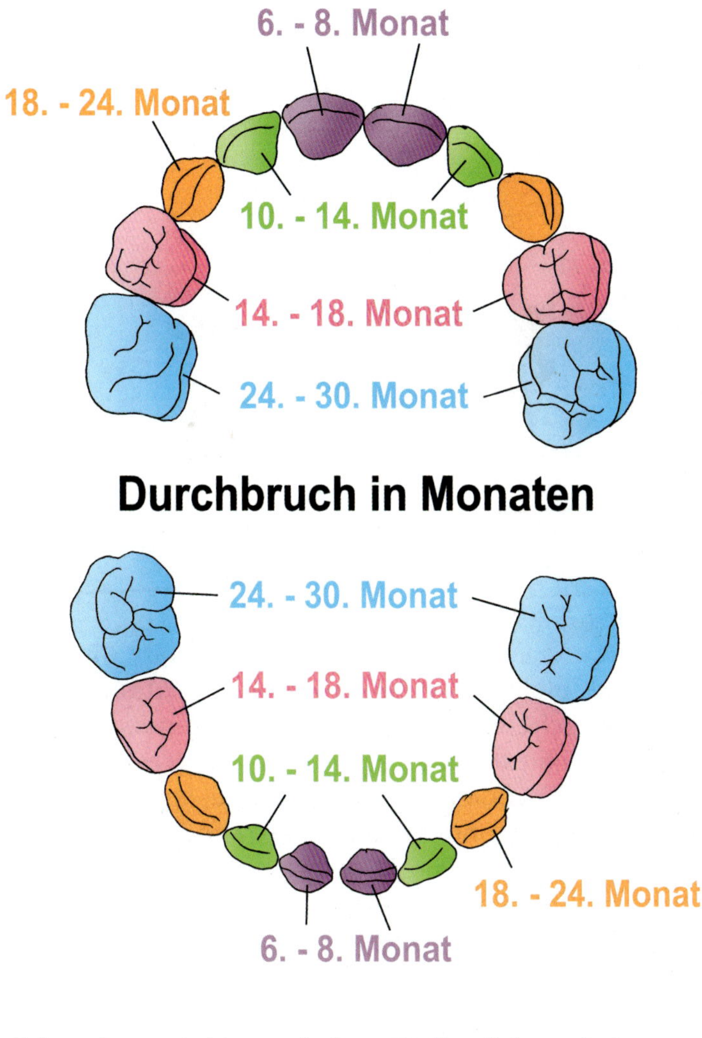

- Der Schmelzmantel ist an keiner Stelle dicker als 1 mm; die Schmelzoberfläche ist durch eine weitgehend prismenlose Schmelzoberfläche gekennzeichnet (Schichtstärke 30- 100 µm)
- Die Pulpakammer der **M**. ist relativ größer und die Pulpahörner

liegen vergleichsweise exponierter;
- Die Kauflächen der Milchmolaren sind schmaler, der Mineralgehalt des Milchzahnschmelzes ist geringer als bei den bleibenden Zähnen

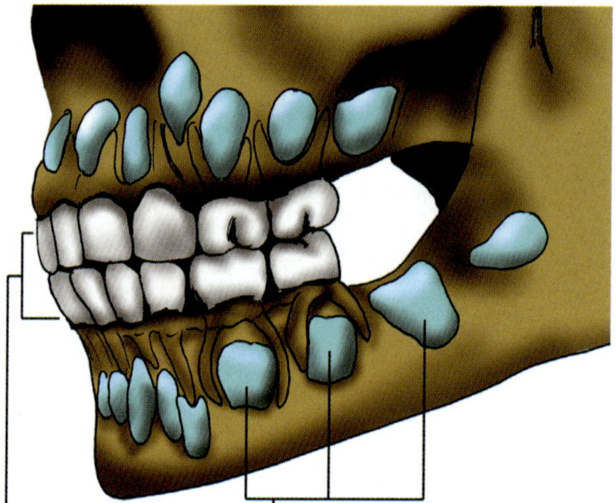

Milchzahnverlust,
vorzeitiger, liegt dann vor, wenn ein Milchzahn mehr als ein Jahr vor Durchbruch des bleibenden Zahns verloren geht und wenn die Stärke des Kieferknochens über dem durchbrechenden Zahnkeim noch mehr als ein Millimeter beträgt oder die Wurzellänge des bleibenden Zahnes zu weniger als 75 Prozent ausgebildet ist. Da sich durch diesen Verlust - besonders im Backenzahnbereich - ein Verfall der Stützzone ergibt, ist das Eingliedern eines Platzhalters unabdingbar, sollen nicht im bleibenden Gebiss später nur schwer zu korrigierende Schäden entstehen. Prophylaktisch sollte immer auf einen möglichst langen Milchzahnerhalt geachtet werden.

Färbetabletten
zur **Feststellung von Zahnbelag (Plaque)** auch unter dem Namen **„Plaqueindikatoren“** oder **„Plaquerevelatoren“** bekannt, dienen zum

Sichtbarmachen der Plaque auf den Zahnflächen und der Mundschleimhaut. Hier sind versch. Systeme auf dem Markt:

- **einfarbige Anfärbung:** Normale Erythrosin-Tabletten färben mit Plaque behaftete Bezirke auf den Zähnen und der Mundschleimhaut rot-violett an. Der als Lebensmittelfarbstoff zugelassene Farbstoff sollte nicht öfter als einmal innerhalb 14 Tagen angewandt und nicht heruntergeschluckt werden - ein Einsatz bei Kindern, die diese Weisung nicht zuverlässig beherrschen, sollte vermieden werden. Ebenso keine Anwendung bei Patienten mit Jodallergie. In jüngster Zeit wegen vermuteter Nebenwirkungen umstritten.
- **Zweifarbige Anfärbung:** Fügt man dem zugelassenem Farbstoff Phloxin B noch den sog. Patentblau- oder E 133-Farbstoff hinzu, lassen sich **frische von alter Plaque unterscheiden**. So kann der Patient sehen, welche Stellen am Zahn besonders häufig vergessen werden, da die ältere Plaque rötlich, die jüngere bläulich angefärbt wird. Enthält kein allergieauslösendes Jod. Heute als die **gängige Methode** für zuhause empfohlen.
  Im Handel: z.B. Mira-2-Tone™ Lösung u. **neu**:
  Mira-2-Tone™ Tablets (Kosten pro Tablette ~ 40 Cent)

Fissurenkaries

nicht korrekt: **„Zahngrübchenkaries“**, von der **Fissurenform** abhängige Häufigkeit einer Karies - dabei sind tiefe und tropfenförmige Fissuren wegen ungenügender natürlicher und künstlicher Reinigung bevorzugt.
Der Anteil der **F.** beträgt bei kariesarmen Kindern zwischen 75 und 92 %. Dabei sind Läsionen im Anfangsstadium oder solche, die bei scheinbar intakter Schmelzoberfläche bis ins Dentin vorgedrungen sind, schwierig zu diagnostizieren - mit herkömmlichen Methoden (Spiegel und Sonde) werden unter Praxisbedingungen nur 20 % erkannt. Dagegen zeigen gut getrocknete Zähne bei einer Inspektion mit einer Lupenbrille und die zusätzliche Verwendung von Bissflügel-Röntgenaufnahmen eine Spezifität von über 90 %.

Eine Zahngrübchenkaries bezeichnet korrekt die Karies auf den Kauflächen unterer Prämolaren.

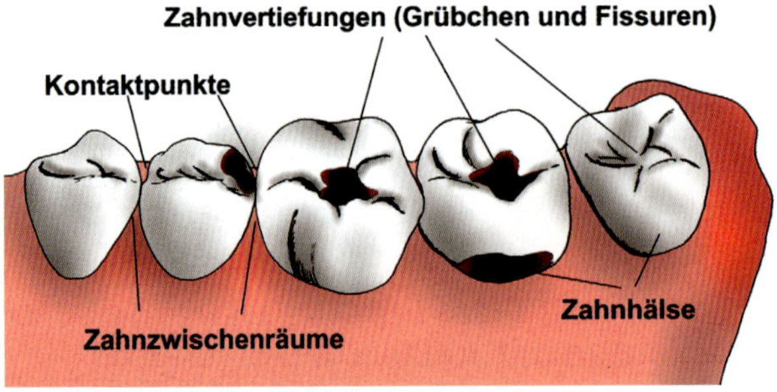

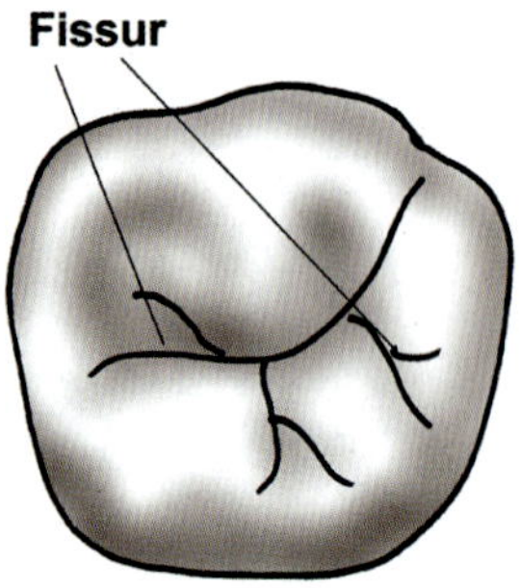

Fissurenversiegelung

(Zahn-)**Versiegelung**, präventiver/therapeutischer Verschluss der besonders kariesanfälligen Okklusalfläche mit einem dünnfließenden Kunststoff; bewährte zahnärztliche Präventions-Maßnahme zur Verhinderung einer sich bildenden Karies:
Die Kauoberfläche der Backenzähne besteht besonders bei Kindern und Jugendlichen aus z.T. tiefen Grübchen (Fissuren), welche sich mit einer Zahnbürste nur schwer oder gar nicht reinigen lassen. Hiergegen kann in einer Zahnarztpraxis nach gründlicher Säuberung und Vorbehandlung des Zahnes eine Versiegelung mit einem Methacrylat-basierten Kunststoff erfolgen. Wichtig bei dieser Maßnahme ist, dass sie rechtzeitig, bald nach dem Durchbruch erfolgt: Wenn der Zahn noch völlig gesund oder nur leicht oberflächlich erkrankt ist. Trotz **F.** muss die tägliche Zahnreinigung beibehalten werden. Regelmäßige zahnärztliche Kontrollen sind ebenfalls nötig, um Materialbeschädigungen rechtzeitig zu erkennen und zu beheben. Eine intakte Versiegelung verhindert, dass Bakterien in die Zahngrübchen eindringen und darin den Zahn entkalken - dies führt letztendlich zur **„Fissurenkaries"** und muss durch eine aufwendigere Zahnfüllung behandelt werden. Die Lebensdauer einer **F.** wird mit 7 bis 10 Jahren angegeben. Nebenwirkungen (z.B. Allergien) auf das angewandte Material sind bisher extrem selten und beschränken sich auf weltweit 2 bekannt gewordene Fälle. Die von versch. Gruppierungen

aufgestellte Behauptung, dass die Fissurenversiegelungs-Lacke Krebs auslösen können, konnte bisher seriös-wissenschaftlich nicht bestätigt werden.
Ein neuartiges Material ist erstmalig hydrophil („wasserfreundlich"), erfordert also keine absolute Trockenheit mehr und ist so besonders gut für den Einsatz im Milchzahngebiss oder bei nicht kooperativen Jugendlichen geeignet. Durch die kontinuierliche Fluoridfreisetzung bietet es einen zusätzlichen Schutz vor Karies.
Die Frage, ob bei jedem Kind **generell versiegelt werden sollte**, wird verneint: Liegt ein geringes Kariesrisiko und/oder eine flache/gut zugängliche Fissur in einem kariesfreien/-armen Gebiss vor, so ist dieser Eingriff nicht sinnvoll. Es gelten folgende **Grundsätze** für eine **F.**:

- nur dann, wenn die Fissur eindeutig kariesfrei ist
- nur dann, wenn der gesamte Vorgang ordnungsgemäß durchgeführt werden kann (Cave nicht kooperative Kinder!)
- nur dann, wenn das Material werkstoffgerecht gehandhabt wird
- nur dann, wenn das **individuelle Kariesrisiko** und die **Fissurenform** ein Versiegeln tatsächlich erforderlich macht
- nur dann, wenn keine hohe Kariesaktivität vorhanden ist, denn Studien belegen, dass Versiegelungen nur bei geringer Kariesaktivität die Kauflächen wirksam vor Karies schützen. Bei hoher Kariesaktivität führen dagegen **Versiegelungen allein** sogar zu mehr Karies.
- keine Versiegelungsmaßnahme befreit von einer ordnungsgemäßen Mundhygiene!

Nach einer **neuen Studie** der Universität Greifswald ist die Versiegelung deutlich wirksamer als eine Fluoridierung des Zahnes. Weiter ist bestätigt, dass Jugendliche mit F. nur ca. 50% des DMF-T-Wertes (eine Messzahl für Kariesfolgen) von Jugendlichen ohne Fissurenversiegelung aufweisen.
1997 war nach einer Studie des Instituts der Deutschen Zahnärzte (IDZ) bei 53% der 12jährigen Deutschen mindestens ein Zahn mit diesem wirksamen Schutz versehen. Entsprechend ist die Auswirkung auf die Mundgesundheit: Der DMFT-Wert lag mit Versiegelung bei 1,3 im Gegensatz zu 2,2 bei den nicht geschützten Zähnen.

Nicht angewandt werden kann die **F.** bei schon bestehender Karies (auch versteckter Karies) und in den Fällen, wo keine absolute Trockenlegung möglich ist (z.B. bei Kleinkindern).
Die Fissurenversiegelung zählt bei den gesetzlichen Krankenkassen zu den individual- und kariesprophylaktische Leistung und wird als sog. „IP5" bei den 6 -19-jährigen als Sachleistung übernommen.
Bei **Erwachsenen** erscheint eine Fissurenversiegelung **nicht mehr sinnvoll**: Entweder hat die Fissur schon bis dahin eine Karies bekommen und ist mit einer Füllung versehen, oder der Zahn ist gegen äußere Einflüsse widerstandsfähig.

Unter einer **erweiterten Fissurenversiegelung** versteht man das leichte Ausschleifen der Fissuren und das Auffüllen mit einem dünnfließenden Kunststoff bei sonst gleichem Vorgehen.
Die **Gesetzlichen Krankenkassen** leisten im Rahmen der **IP 5 - Position** leider nur an den bleibenden Zähnen 6 und 7 und auch nur an einer Fläche pro Zahn, was wissenschaftlichen Stellungnahmen (z.B. DGZMK) widerspricht.

Karies

Zahnkaries, Zahnfäule, ordinär: „**Loch im Zahn**; Zerstörung der Zahnhartsubstanz (Schmelz, Dentin) und im Spätstadium Angriff auf den Zahnnerv, bakteriell bedingt als eine der **häufigsten „Infektionskrankheiten"** des menschl. Körpers; weit über 95% der Europäer sind davon befallen, in Deutschland verfügen nur etwa 0,8% der Bevölkerung über naturgesunde Zähne. Vier von fünf Menschen **weltweit** hatten oder haben Karies. Dazu zählen 60 bis 90 Prozent aller Schulkinder und die meisten Erwachsenen. Das stellt die Weltgesundheitsorganisation (WHO, 2004) in einem Bericht über Mundkrankheiten fest, in dem sie auch auf die Zahngesundheit in den Entwicklungsländern eingeht. Mit den veränderten Essgewohnheiten dringe Karies von den Industrieländern auch in die Entwicklungsländer vor. Die Behandlung der Zahnkrankheit könne aber in vielen Entwicklungsländern kaum bezahlt werden. Zudem gibt es in Afrika laut WHO nur einen Zahnarzt auf 150.000 Einwohner im Vergleich zu 2.000 Einwohner je Arzt in vielen Industrieländern. Die meisten Kinder

weltweit haben auch Zahnfleischbluten, was ebenfalls auf beginnende Krankheiten hinweise. Deutschland gehört dagegen nach Angaben des Bundesgesundheitsministeriums mit durchschnittlich 1,2 geschädigten Zähnen bei den Zwölfjährigen (Stand: 2000) im positiven Sinn zur Weltspitze. 1980 hatten die Zwölfjährigen im Schnitt noch mehr als sechs angegriffene oder zerstörte Zähne. Grund für die Entwicklung seien gesunde Ernährung, Mundhygiene, Fluoridzufuhr und regelmäßige Vorsorge-Untersuchungen.
Von der Zahnkaries abzugrenzen ist die sog. **Knochenkaries**, welche eine entzündliche Zerstörung des Knochengewebes bezeichnet, speziell bei der Knochentuberkulose.
Karies ist ein überwiegend von Milchsäure produzierenden Bakterien verursachter Demineralisations-(Entkalkungs-) Prozess.
Karies bedeutet eine Zerstörung der Zahnhartsubstanz durch Stoffwechselprodukte dieser Bakterien, die sich auf der Zahnschmelzoberfläche in einer Plaquematrix anlagern. Aus nahrungsbedingten Kohlenhydraten bilden diese Bakterien Säuren, die zu einem Absinken des pH-Wertes unter die für Schmelz (pH 5,5–5,7) und Dentin (pH 6,3–6,5) kritische Grenze führen mit der Folge, dass der Hydroxylapatit der Schmelzoberfläche zunächst chemisch verändert wird und schließlich in Lösung geht. Der Zahnschmelz wird demineralisiert, und es können verstärkt Bakterien und deren Stoffwechselprodukte in tiefere Dentinschichten eindringen.
Allerdings weist die Kariesverteilung eine „Schieflage" auf: Ca 80 % weisen keine oder nur eine geringe **Karies** auf; die restlichen 20 % sind dagegen von einer Vielzahl kariöser Defekte befallen.
Wenn auch bis heute die **Entstehung** der **Karies** noch nicht vollständig geklärt ist, so steht fest, dass es ohne Kohlenhydrate und Bakterien - vornehmlich dem Bakterium Streptococcus mutans - keine **Karies** gibt. Dabei gilt die Milchsäurefreisetzung als aussagekräftige Messgröße für das Kariespotential, denn nicht die Zahl einzelner Bakterienarten, sondern deren Stoffwechselaktivität ist entscheidend für den Verlauf des Kariesprozesses.

Ablauf der Infektionskrankheit Karies und versch. Behandlungsmaßnahmen

Kariesbakterien

sichtbare Kariesschäden "Löcher"

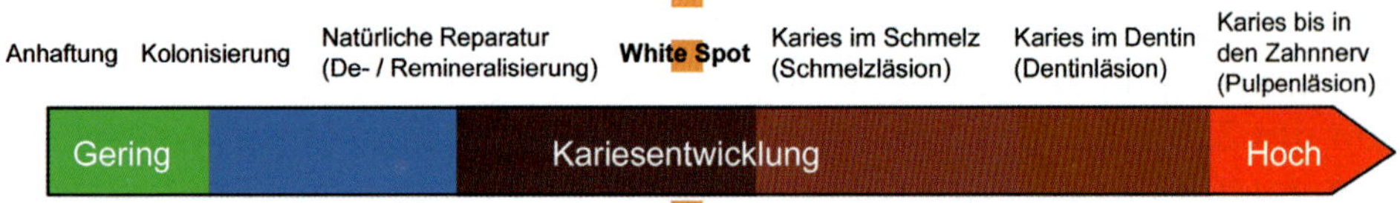

Eine Füllung ist durch gezielte Maßnahmen vermeidbar (z. B. Kariesfrüherkennung, Fluoride, Mundhygiene, Ernährung)

Klassische Reparaturmaßnahmen: z. B. Füllungen, Kronen, Wurzelkanalbehandlungen; bei tiefer Zerstörung u. U. Entfernung des Zahnes

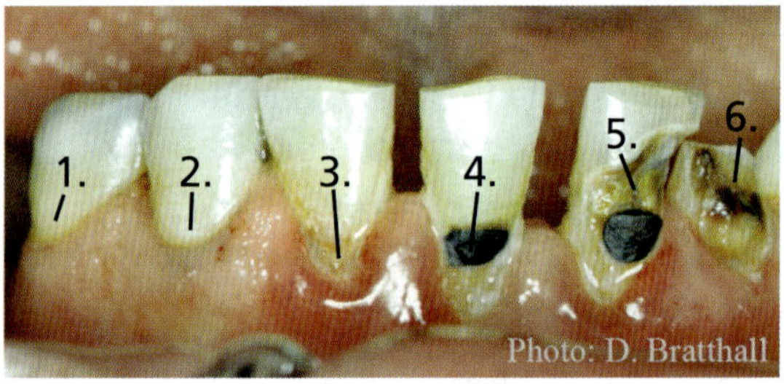

Die versch. Stufen einer Karies.
Grafik überarbeitet nach © www.db.odont.lu.se/ :

1.) intakter Schmelz
2.) beginnende Karies
3.) die Karies hat sich festgesetzt - eine natürliche Ausheilung ist nicht mehr möglich
4.) Am Rand der Füllung (Amalgam) hat sich eine neue **Karies** gebildet (Sekundärkaries)
5.) Weit fortgeschrittene **Karies** ist meist nur noch durch eine Wurzelkanalbehandlung zu retten
6.) der Zahn ist abgebrochen - u.U. noch durch eine Wurzelkanalbehandlung zu retten. Bei der erkennbar schlechten

Mundhygiene wird sicherlich eine Entfernung das Mittel der Wahl sein, falls prophylaktische Maßnahmen erfolglos bleiben

Der direkte Zusammenhang zwischen der Häufigkeit des Verzehrs von abbaubaren Kohlenhydraten (Zucker, Stärke) und dem verstärkten Auftreten von **Karies** wird wissenschaftlich so erklärt:
Nach dem Verspeisen kohlenhydrathaltiger Nahrung zersetzen kariogene Bakterien (**Streptococcus mutans**) im Zahnbelag die Zucker sehr schnell zu Säuren, meist Milchsäure. Der pH-Wert (= Maß für die Säurekonzentration) im Mund fällt auf ein so niedriges Niveau, dass eine Entkalkung des Zahnschmelzes eintritt. Der für den Zahn kritische Bereich liegt bei einem pH-Wert unterhalb von pH 5,5 - 5,7. Diese Entkalkungsvorgänge können langfristig den Zahn auf Dauer schädigen.
Der natürliche Wiederanstieg des pH-Wertes - meist durch den Speichel - zu ungefährlichen Werten beträgt etwa 20 Minuten. In der Zwischenzeit entsteht eine Art „Schutzlücke", in der die gebildeten Säuren ungehindert den Zahnschmelz angreifen können.

Folgende Fakts sind z.Zt. (2006) zur **Karies** und deren Entstehung bekannt:

- Die **Wissenschaft** definiert die **Karies** als ein gestörtes Gleichgewicht zwischen Entkalkungs- und Verkalkungsvorgängen auf der Zahnoberfläche, wobei die treibende Kraft für dieses Ungleichgewicht eine lang andauernde oder häufig wiederholte Produktion von Säuren durch Mikroorganismen in den Zahnbelägen (der dentalen Plaque) ist.

- Karies entsteht durch das Zusammenwirken von 4 Hauptfaktoren: Wirt (= Zahn), Bakterien, Nahrung (hauptsächlich Kohlenhydrate, wie Zucker, Schokolade, Chips, Mehlprodukte) und Zeit (= Dauer der Einwirkung).

- **Kohlenhydrate** (davon bes. niedermolekularer Zucker) werden durch Bakterien (hauptsächlich Streptococcus mutans) zu Säuren vergoren, welche alle Teile des Zahnes angreifen können.

Während diese Säuren besonders den harten Zahnschmelz auflösen, greifen die Bakterien die organischen (lebenden) Be standteile des Zahnes an.

- Es besteht jedoch kein direkter Zusammenhang zwischen der Kariesentstehung und der **Gesamtmenge** des verzehrten Zuckers. Entscheidend ist die **Kontaktzeit** des Lebensmittels mit der Zahnoberfläche; also wie viel Zeit die Mikroorganismen haben, um organische Säuren zu produzieren. Das heißt, die **Konsistenz**, zum Beispiel die Klebrigkeit eines Lebensmittels, ist in hohem Maße mitverantwortlich für die Kariesentstehung.

- **Karies** beginnt an den Außenfläche des Zahnes an sog. Prädilektionsstellen. Dies sind Gebiete, die der natürlichen o. künstlichen Reinigung schwer zugänglich sind.

- Die **Entstehung** der **Karies** ist bis heute noch nicht restlos aufgeklärt; es gibt überzeugende Belege dafür, dass es sich um ein Zusammenwirken mikrobieller, genetischer, immunologischer, verhaltensspezifischer und umweltbedingter Faktoren handelt (**multifaktorielle Erkrankung**). Fest steht, dass es ohne Zucker (Kohlenhydrate) und ohne Bakterien - hier besonders St. mutans - keine **Karies** gibt.

- In der **Karies** auslösenden Situation spielen besonders Streptococcus mutans und Streptococcus sobrinus, aber auch Laktobazillen und Aktinomyzeten eine entscheidende Rolle.

- Bakterien setzen mit Hilfe von Enzymen Zucker zu Energie um. Als Abfallprodukt dieses (glykolytischen) Prozesses entstehen organische Säuren, die primär den Zahnschmelz demineralisieren und somit schädigen. **Fluoride** können u.a. diese bakteriellen Enzyme in ihrer Aufgabe behindern, sodass weniger Säure produziert und dadurch das Bakterienwachstum gehemmt wird. Diese Störung wirkt sich jedoch bei anorganischen Fluorid-Verbindungen (z.B. Natriumfluorid und Natriummono-fluorphosphat) erst bei hohen Konzentrationen aus, welche nach

Anwendung fluoridhaltiger Zahnpasten und Mundspülungen in der Plaque nicht erreicht werden. Aminfluoride hingegen können die Zellmembran leichter durchdringen und im Zellinneren ihre antibakteriellen Eigenschaften entfalten

- Eine aktive **Impfung** gegen **Karies** ist bisher nicht möglich; passive Antikörper werden schnell wieder durch den Speichel von der Zahnoberfläche geschwemmt.

- **Karies** als selbständige Erkrankung **ist nicht erblich**, jedoch die Bereitschaft (Disposition, **Prädisposition**) dazu in Form von schlechten Nahrungs- und Putzgewohnheiten. Das beliebte Patientenargument, schlechte Zähne **„liegen in der Familie"** und seien demnach nicht auf den pflegerischen Einfluss zurückzuführen, kann so im allgemeinen nicht hingenommen werden. Allerdings ist die Frage eines genetischen Einflusses noch nicht endgültig abgeklärt: Generell besteht die Hoffnung, dass im Zuge der langsam voranschreitenden Entschlüsselung des humanen Genoms auch Erkenntnisse über eine erbliche Veranlagung zur Karies gewonnen werden. Aus Ergebnissen von Zwillingsstudien lässt sich vorsichtig folgern, dass offenbar durchaus eine erbliche Komponente beim Kariesbefall existiert. Häufig waren jedoch andere Umwelteinflüsse in diesen Untersuchungen unzureichend dokumentiert, weshalb die Ergebnisse keine Beweiskraft haben. So vermutet man, dass die Summe mehrerer erblicher Einflüsse die Anfälligkeit bzw. das Kariesrisiko durchaus beeinflussen könnte.

- Eine unterschiedliche **Immunverfassung** des Körpers ist für die Schwere und den Verlauf der Erkrankung verantwortlich. So gibt es starke Unterschiede in der Reaktion des Organismus nach einer Infektion mit Kariesbakterien

- **Karies** ist eine **Zivilisationskrankheit,** die mit der industriellen Herstellung von Saccharose zu einer der teuersten Volkskrankheiten wurde. Alle bisherigen Versuche, die **Karies** auf breiter Ebene zu kontrollieren, waren ohne Erfolg. Als Ursache dafür wird die Tatsache gesehen, dass Kariesbakterien nicht vollständig aus der Mundhöhle entfernbar sind, und sie so aus kleinen Nischen heraus (Fissuren, defekten Zähnen, Zahnfleischtaschen, Zunge usw.) die Mundhöhle immer wieder neu besiedeln.

- **Körpereigene Reparaturmaßnahmen** gegen **Karies** gibt es im Gegensatz zu sonstigen Körperwunden nur im frühen Anfangsstadium (Initialkaries, White Spot); hier ist eine Ausheilung durch Remineralisation (Wiedereinlagerung von Mineralien) oder zahnärztliche prophylaktische Behandlungsmaßnahmen möglich (Kariesbehandlung); später kann eine „Ausheilung" nur durch restaurative zahnärztliche Maßnahmen (Füllung o. Krone) erfolgen.

- Ein Schutz (**Prophylaxe**) vor **Karies** erfolgt nach der **„3-Säulen-Theorie"** durch gründliche Zahnreinigung in Kombination mit zahngesunder Ernährung (z.B. Reduzierung des Zuckerkonsums oder Verwendung von Zuckeraustauschstoffen; und Zufuhr von Fluoriden. Die ständige Anwesenheit niedriger Fluorid-Konzentrationen im Speichel fördert und beschleunigt den natürlichen Wiedereinbau von Mineralstoffen aus dem Speichel in den Zahnschmelz (Remineralisation). Dadurch kann das Mineraldefizit einer beginnenden Karies ausgeglichen und beginnende Karies gestoppt und u.U. Rückgängig gemacht wer den („Kariesausheilung").

- Wichtige **Schutz-Faktoren** vor **Karies** sind demnach der Speichel (Spülfunktion, Neutralisierung des pH-Wertes), die Zahnreinigung und die Aufnahme von Fluorid. Die Ernährung hat sowohl für die Kariesentstehung als auch für die Prophylaxe eine besondere Bedeutung.

- Der in den letzten Jahren beobachtete **Rückgang der Karies** in den Industrieländern scheint sich nach jüngsten Studien nicht mehr fortzusetzen. Zusätzlich mehren sich die Hinweise, dass der in den Industrieländern beobachtete Rückgang der **Karies** gar nicht so spektakulär, sondern ein (fluoridbedingtes) Zeichen einer verzögerten Verlaufsform ist.

Kariesbakterien

Fast alle Karies verursachenden Bakterien sind **Milchsäurebildner**. In der Mundhöhle des Menschen gilt **Streptococcus mutans** als „Haupt-Karies-Bakterium", gefolgt von den **Laktobazillen** und (wissenschaftlich noch wenig erforscht) **Candida-Pilzen**; weiter werden bestimmte Fusobakterien und Spirochäten als Kariesauslöser bezeichnet. Man schätzt, dass etwa 30-40 Bakterienarten, von welchen die meisten noch nicht bekannt sind, mit Karies im Zusammenhang stehen könnten. Je höher die **Stoffwechselaktivität** dieser und anderer Bakterien ist, umso höher ist das Potenzial dieser Keime, Karieserkrankungen (Läsionen) zu verursachen. Deshalb gilt: die Stoffwechselaktivität, und nicht die Anzahl der **Karies** wird zum Maß für die Einschätzung des Kariespotenzials angesehen. Hinzu kommt, wie gut sich Bakterien in Biofilmen organisieren können. Auch hier ist Streptococcus mutans durch seine „Klebrigkeit" eindeutig im Vorteil.
Bei der **Kariesentstehung** spielt sich grob folgendes ab: Bakterien setzen mit Hilfe von Enzymen Zucker zu Energie um. Als Abfallprodukt dieses (glykolytischen) Prozesses entstehen organische Säuren, die primär den Zahnschmelz demineralisieren („entkalken") und somit schädigen; es entsteht eine Zahnläsion, welche gemeinhin als Karies bezeichnet wird. Fluoride können u.a. diese bakteriellen Enzyme in ihrer Aufgabe behindern, sodass weniger Säure produziert und dadurch das Bakterienwachstum gehemmt wird. Diese Störung wirkt sich jedoch bei anorganischen Fluorid-Verbindungen (z.B. Natriumfluorid und Natriummonofluorphosphat) erst bei hohen Konzentrationen aus, welche nach Anwendung fluoridhaltiger Zahnpasten und Mundspülungen in der Plaque nicht erreicht werden. Aminfluoride hingegen können die Zellmembran leichter durchdringen und im Zellinneren ihre antibakteriellen Eigenschaften entfalten.
Die erste Theorie, wie Karies entstehen könnte, stammt aus der Zeit um 1.800 v. Chr. und hatte bis ins 19. Jahrhundert Geltung: Sie besagt, dass der „Zahnwurm" der Übeltäter sei und sich in das Innere des Zahnes fräße, ihn aushöhlen und damit die schrecklichen

Schmerzen hervorrufen würde. Auf einer altbabylonischen Tontafel wird das Vorgehen des Wurmes folgendermaßen beschrieben: „...Aus dem Zahn will ich saugen sein Blut und vom Zahnfleisch aus das Mark saugen. So habe ich Zugang zum Zahn. ..." **1889** wurde von dem amerikanische Zahnarzt Willoughby Dayton Miller die Ursache der Karies erforscht: Er fand heraus, dass Bakterien, die sich von Zucker ernähren, Karies verursachen. **Miller** war Begründer der sog. **„chemisch-parasitären Kariestheori**e" (Zucker + Kariesbakterien = Säurebildung) die im Prinzip auch noch heute Gültigkeit hat.

Kariesrisiko

Kariesrisikofaktoren; statistische Wahrscheinlichkeit, zukünftig an Karies zu erkranken. Bei den dazu führenden Faktoren liegt - wie aus der Medizin bekannt - nur das statistische Risiko zu Grunde. Dieses kann individuell erheblich davon abweichen. Bis heute gibt es noch kein sicheres Verfahren, eine zukünftige Karies mit ausreichender Sicherheit voraussagbar zu machen: Trotz negativer Prognose kann Karies auftreten - hier spielen noch unbekannte individuelle Faktoren eine nicht zu unterschätzende Rolle. Folgende Faktoren sind entscheidend für das Auftreten einer Karies; die individuelle Einschätzung durch den Untersucher (Zahnarzt) hat dabei einen hohen Stellenwert:

- Die **Kariesaktivität** in der Mundhöhle

- Aufnahme/Vorhandensein von Fluoriden (**Fluoridexposition**)

- Vorkommen von kariogenen Bakterien des Streptococcus mutans Typs (**„Kariesbakterien"**) sowie von Lactobazillen im Speichel und in der Plaque

- Ernährungsgewohnheiten und -qualitäten; z.B. häufiger Verzehr niedermolekularer Kohlenhydrate (Zucker)

- Ernährung mit **antikariogenen Lebensmittel**: Zuckerhaltige Nahrungsmittel zu meiden ist ein Weg, das Karies-Risiko zu senken. Ein anderer besteht in der vermehrten Aufnahme von antikariogenen Nahrungsbestandteilen wie bestimmten Fettsäuren, Vitamin C oder grünem Tee

- Vorhandensein von Plaque (**Plaqueindex**) durch ungenügende Mundhygiene

- Vorhandensein von erkrankten, fehlenden und gefüllten Zähnen

- Menge des Speichels (**Speichelfließrate**)

- Beschaffenheit des Speichels (**Speichel-Puffer-Kapazität**)

- Zahnfehlstellungen, schlechte oder erneuerungsbedürftige **zahnärztliche Versorgungen** (Füllungen, Kronen, Zahnersatz)

- Fehlen von **Fluoriden** in ausreichender, lokaler Konzentration

- **allgemein körperliche Faktoren** wie Lebensweise, Stress, chronische Erkrankungen, reduzierte Immunlage

- Zwischen dem Streptococcus-mutans-Befall mit **behandlungsbedürftiger Karies der Mutter** und dem Auftreten aktiver Milchzahnkaries beim Kind lässt eine eindeutige Korrelation herstellen. Eine Studie aus 2003 zeigt, dass bei hohem Zuckerkonsum und bei aktiver Karies der Mutter die **Karies** des Kindes jeweils um das Vierfache erhöht ist. Bei mehr als 50 Kolonien Streptococcus mutans in der mütterlichen Speichelprobe ist die Wahrscheinlichkeit für manifeste Karies beim Kind etwa elfmal höher.

Bei der **Karies** kennt man sog. **Kariesrisikogruppen**:

- **soziales Umfeld:**
  Der Anteil kariöser, fehlender oder gefüllter Zähne ist bei Kindern aus sozial schwachen Familien doppelt bis dreifach so hoch wie bei den übrigen Kindern. Anders formuliert: Ein großer Teil unserer Kinder hat wenig oder keine Karies, aber ca. 25 Prozent der Kinder vereinen bis zu 80 Prozent der insgesamt vorhandenen Karies ihres Jahrgangs auf sich.

- **Bildungsniveau**:
  Die besten Zähne haben 12-jährige Kinder, die das Gymnasium besuchen. Hier liegt der dmf-t-Mittelwert bei 0,6, und 73 Prozent der Gymnasiasten haben naturgesunde Zähne. Bei den Realschulen liegt der Anteil von Schülen mit naturgesundem Gebiss bei 60 Prozent. Die Schüler von Hauptschulen schneiden hingegen deutlich schlechter ab: Sie haben im Schnitt 1,5 kariöse Zähne und nur 45,6 Prozent der untersuchten Hauptschüler können auf ein naturgesundes Gebiss Stolz sein. Daraus folgt: Wer ein Gymnasium besucht, hat mehr als doppelt so viel gute Zähne wie ein Hauptschüler. Aber insgesamt kann festgestellt werden, dass sich an allen Schulen die Zahn- und Mundgesundheit in einer bemerkenswerten Weise verbessert hat.

- **Anzahl der Mutans-Streptokokken in der Mundhöhle**
  Die Besiedlung mit diesen „Kariesbakterien" erfolgt relativ früh. So wurde festgestellt, dass bereits 38 % der Kinder im Alter von 30 Monaten von St. mutans befallen sind. Dabei ist die Mutter in mehr als 70 % für die Übertragung verantwortlich. Bekannt ist weiter, dass bei einem hohen **K.** im Milchzahngebiss, sich dieses auch in das bleibende Gebiss „vererbt".

- **Kariesrisikotests** (z.B. Speicheltestung auf Laktobazillen oder St. mutans) stellen eine wesentliche Bereicherung der diagnostischen Möglichkeiten dar, wenn sie im Rahmen einer erweiterten Diagnostik sinnvoll angewendet, kombiniert und interpretiert werden. Allein sind sie wenig aussagekräftig und individuell sehr unterschiedlich zu werten.

Kariogen

Kariogenität, Karies verursachend/auslösend, das Vermögen eines (Nahrungs-)Stoffes, die Kariesentstehung zu fördern. Hierzu gehören insbesondere leicht abbaubare Kohlenhydrate wie Saccharose, aber auch Glukose, Fruktose, Laktose und Süßmittel, wie Honig und viele „Natursüßmittel". So enthalten beispielsweise (Zuckergehalt in % vom Gewicht der Grundsubstanz; Limonaden schneiden dabei auf

Grund ihres hohen Wassergehalts „unauffällig" ab; ausgesagt wird nichts über die **„Klebrigkeit"** der Substanzen auf der Zahnoberfläche):

- Bonbons 90%
- Honig 75%
- Marmelade, Schokolade 60%
- Trockenfrüchte i.D. 55%
- Banane 18% (dieser Wert bezieht sich nur auf den Zuckeranteil, da ein hohes Potential im Zahnzwischenraum und am Zahnhals)
- Cola 11% (s.o.)
- Nüsse 4%
- Stoffe, die vordergründig nicht „süß" schmecken, wie z.B. Ketschup (verstecke Zucker)

Eine Kariogenität hängt nicht nur von der Menge, der **Verweildauer** („Klebrigkeit") und der Abbaubarkeit ab, sondern auch davon, wann diese Stoffe aufgenommen werden: Beispielsweise ist der Verzehr eines „Schoko-Riegels" während einer Mahlzeit weitaus weniger k. als dieser vor dem Einschlafen.

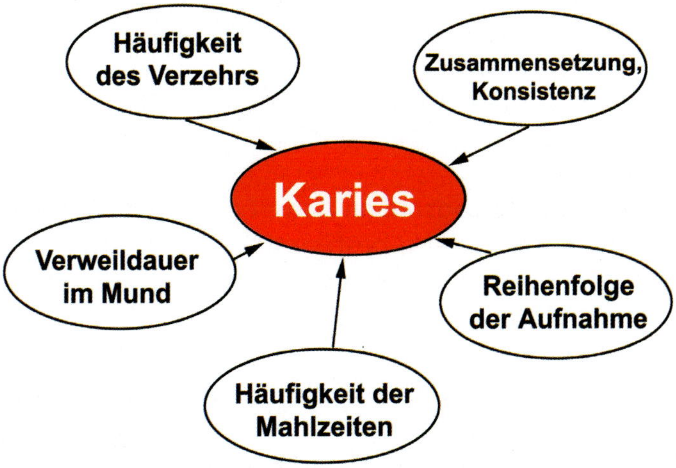

Zuckerhaltige Nahrungsmittel zu meiden ist ein Weg, das Kariesrisiko zu senken. Ein anderer besteht in der vermehrten Aufnahme von **antikariogenen Nahrungsbestandteilen** wie bestimmten Fettsäuren,

Vitamin C oder grünem Tee. So kann die gleichzeitige Anwesenheit bestimmter Nahrungsstoffe die Wirkung von sonst Karies auslösenden Lebensmitteln deutlich reduzieren:

- Pyridoxin - in bestimmten **Fettsäuren** enthalten - hat einen Karies hemmenden Effekt, vermutlich weil die Dekarboxylierung (=CO2) in der Plaque beeinflusst wird. Fett selbst trägt zur Reinigung der Zähne bei

- **Proteine** bewirken eine Neutralisierung des pH-Wertes

- **Kalzium, Phosphor** bewirken ein (Re-)Mineralisierung und neutralisieren den pH-Wert

- Ascorbinsäure - **Vitamin C** - zeigt ebenfalls einen Karies hemmenden Effekt. So ist bei Versuchspersonen mit einem hohen Vitamin C-Blutwert deutlich weniger Plaque gefunden worden als bei solchen mit geringen Werten - bei sonst gleichem Mundhygieneverhalten. Zusätzlich sind bei Parodontitispatienten nach hohen Vitamin C - Gaben Besserungen der Erkrankung zu erzielen; vermutlich beruht diese Eigenschaft auf einer antioxidativen Wirkung dieses Vitamins

- **Fluoride** wirken antibakteriell und tragen zur (Re-)Mineralisierung bei

- **Phosphathaltige Nahrungsmittel** haben ein größeres hemmendes Potenzial, wie beispielsweise bestimmte **Käsesorten**. So konnte gezeigt werden, dass nach dem Verzehr von natürlich gereiften Käse ein saurer pH-Wert deutlich schneller neutralisiert wird als nach dem Verzehr anderer Speisen. Man führt dies auf die relativ hohen Anteile von Proteinen, Kalzium und Phosphat zurück, welche die aus der Plaque entstehenden Säuren neutralisieren und zu einer schnelleren Remineralisation beitragen.

- **Grüner Tee** besitzt durch seinen hohen Anteil an Katechinen (Polyphenolen) einen schädigenden Einfluss auf das Karies-bakterium St. mutans. Einmal wird die Haftfähigkeit dieser Erreger am Zahnschmelz herabgesetzt, zum anderen greifen die Katechine in den Stoffwechsel der Zellmembran ein. Diese Fähigkeit des Tees kommt aber nur dann richtig zum Tragen, wenn damit gespült wird. Außerdem ist Tee generell durch einen hohen Gehalt an Fluoriden gekennzeichnet

- Im Laiensprachgebrauch findet häufig eine Begriffsverwechselung statt: **kariogen** ist eine Substrateigenschaft (z.B. Zucker) **kariespathogen** ist eine Eigenschaft von Mikroorganismen, Karies auszulösen (z.B. St. mutans)

Kaugummi

engl.: **chewing gum**, **bubblegum**; Produkt aus veredeltem natürlichem Latex (Chiclegummi) oder synthetisch hergestellt. Der erste Kaugummi wurde 1869 in New York verkauft. Kaugummis bestehen im Wesentlichen aus einer Kaubasis. Bei normalem Kaugummi (Chewing gum) überwiegt der Wachsanteil, bei Ballon-Kaugummi (Bubble gum) der Anteil an gummiartigen Stoffen. Angeblich kauten schon die Steinzeitmenschen Gummiklümpchen und bei Ausgrabungen in Schweden fand man Harzklümpchen mit eindeutigen Abdrücken von menschlichen Zähnen. Der „Papyrus Ebers" (vor ca. 3.500 Jahren niedergeschrieben, vor 140 Jahren in einem Grab in Theben gefunden) erwähnt ein Mittel gegen Mundgeruch: Kügelchen aus Myrrhe, Weihrauch, Melone und anderen Zutaten wurden zur Mundhygiene gekaut. Ende des 19. Jhdt. entdeckte dann Thomas Adams (ein Amerikaner) eine aus Latexsaft des mittelamerikanischen Sapotillbaumes gewonnene elastische und weiche Substanz, Chicle, die auch heute noch in der Kaugummiindustrie verwendet wird. So ziemlich gleichzeitig wie Adams beschäftigte sich auch William Wrigley mit dieser Kausubstanz und gründete eine Kaugummifirma.
Sog. Zahnpflegekaugummis ersetzen zwar nicht das Zähneputzen, sind aber eine wertvolle Ergänzung dazu, gerade dann, wenn unterwegs keine Gelegenheit zu klassischen Mundhygienemaßnahmen gegeben ist. Bewiesen ist: Kauen von speziellen Kaugummis mit dem

Zuckeraustauschstoff Xylit nach den Mahlzeiten kann die Remineralisation des Schmelzes fördern und damit einer Karies vorbeugen; ebenso können aber auch zuckerhaltige Kaugummi, die mindestens 20 Minuten lang nach der Mahlzeit gekaut werden, einer Karies vorbeugen. Voraussetzung dafür ist ein ausreichendes Fluoridangebot im Speichel.
Nach zweistündigem Kauen von **Kaugummi** steigen Flussrate und pH-Wert des Speichels im Vergleich zu unstimulierten Speichel beträchtlich an: Im unstimulierten Zustand ergibt sich keine Veränderung des Speichelflusses über zwei Stunden (durchschnittlich 0,39 ml/min). Nach Kaugummikonsum hingegen steigt die Rate zunächst steil an, um dann nach 35 Minuten auf ein Plateau von durchschnittlich 0,94 ml/min zu fallen. Bei unstimuliertem Speichel bewegt sich der pH-Wert im Bereich von 6,71-6,9. Nach Kaugummikonsum steigt der Wert auf durchschnittlich 7,35.

Ebenfalls lassen sich mit Hilfe von **Kaugummi** welche Kalzium und Phosphat freisetzen, die Dentintubuli verschließen und so **„überempfindliche Zähne"** (Hypersensibilitäten) wirkungsvoll reduzieren.

Wissensspiele für Kinder

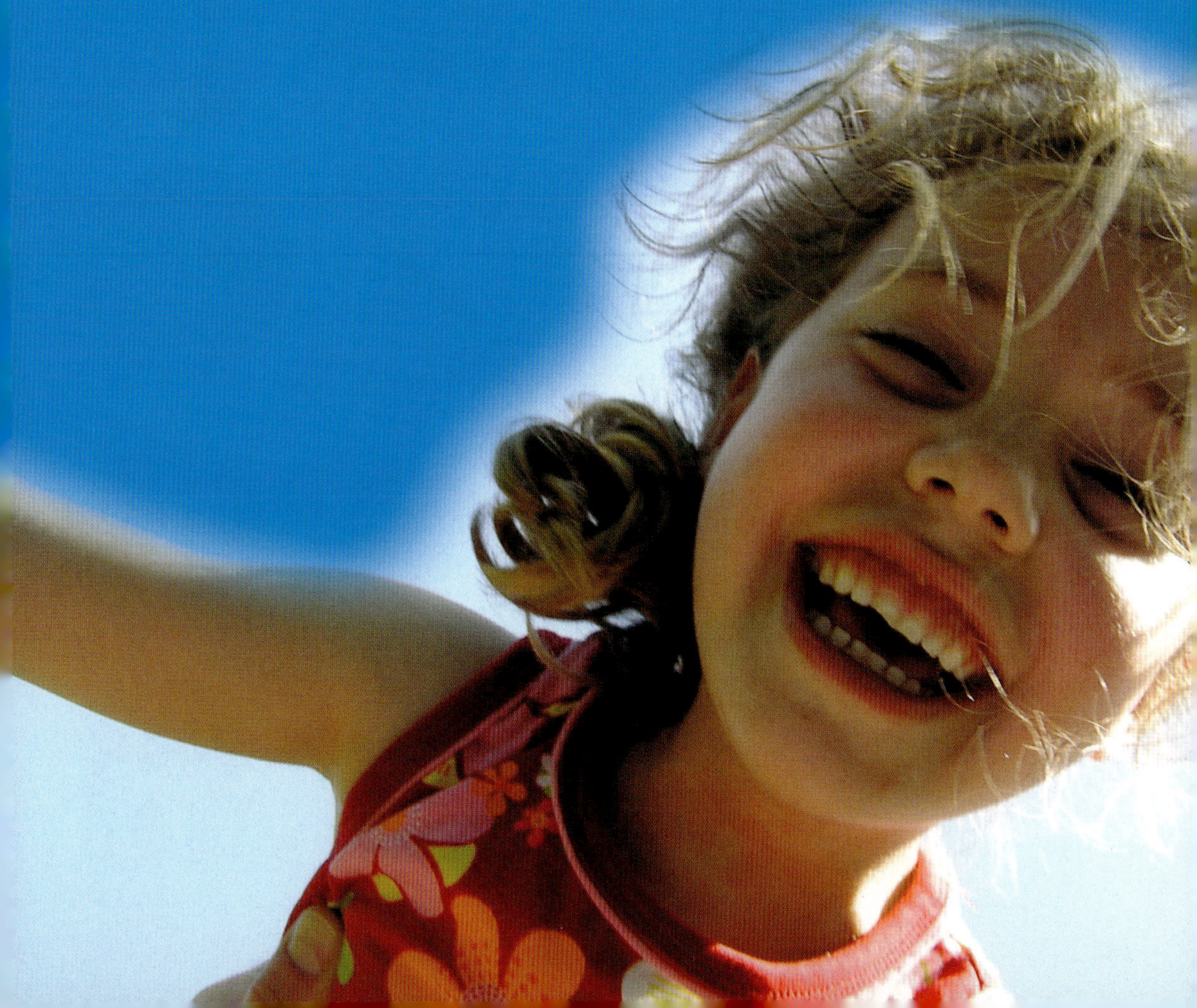

Preis Wort-Puzzle

Finde die richtigen Lösungen für das Wort-Puzzle mit Hilfe der Bilder. Wenn Du alles richtig gemacht hast, kannst Du ein Lösungswort im dick umrandeten Bereich lesen.
Unter **www.zuckerbande.de** kannst Du dieses Lösungswort eintragen und erhältst dafür eine tolle Überraschung!

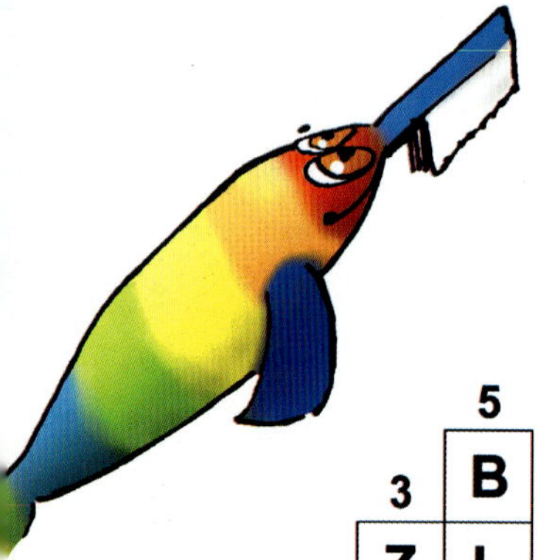

4	6	3	5	2	8	7	1
					A		
					Q		
					U		
			B		A		B
		Z	L		T		R
		A	I	Z	A		O
A	P	N	K	H	I	U	
H	F	P	Y	N	S	C	
N	E	A		B		K	
	L	S		Ü		E	
		T		R		R	
		A		S			
				T			
				E			

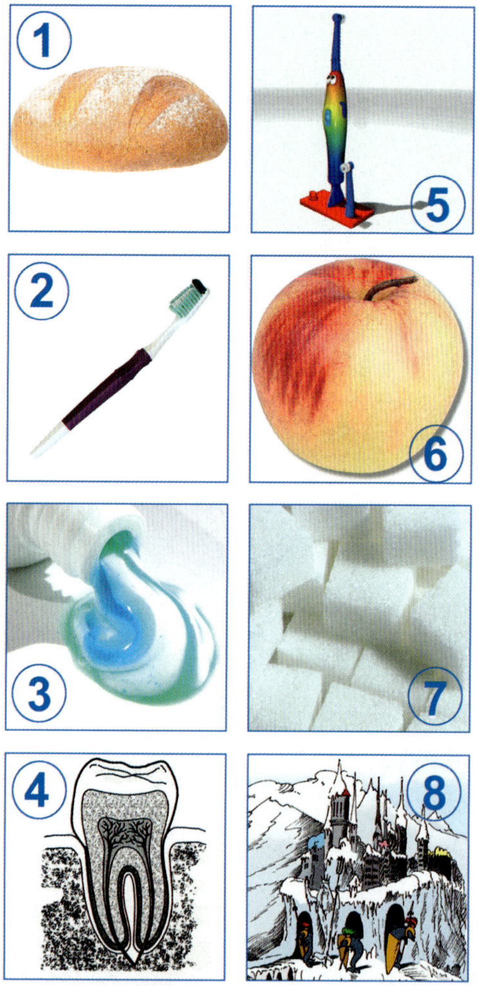

Wo versteckt sich die Zuckerbande?

In vielen dieser Produkte versteckt sich die Zuckerbande. Hilf Blubb herauszufinden, wo sich diese verstecken. Dort wo die Zuckerbande enthalten ist, malst du einfach einen roten Kreis herum.
Alle Produkte die gesund sind, umkreist du grün.

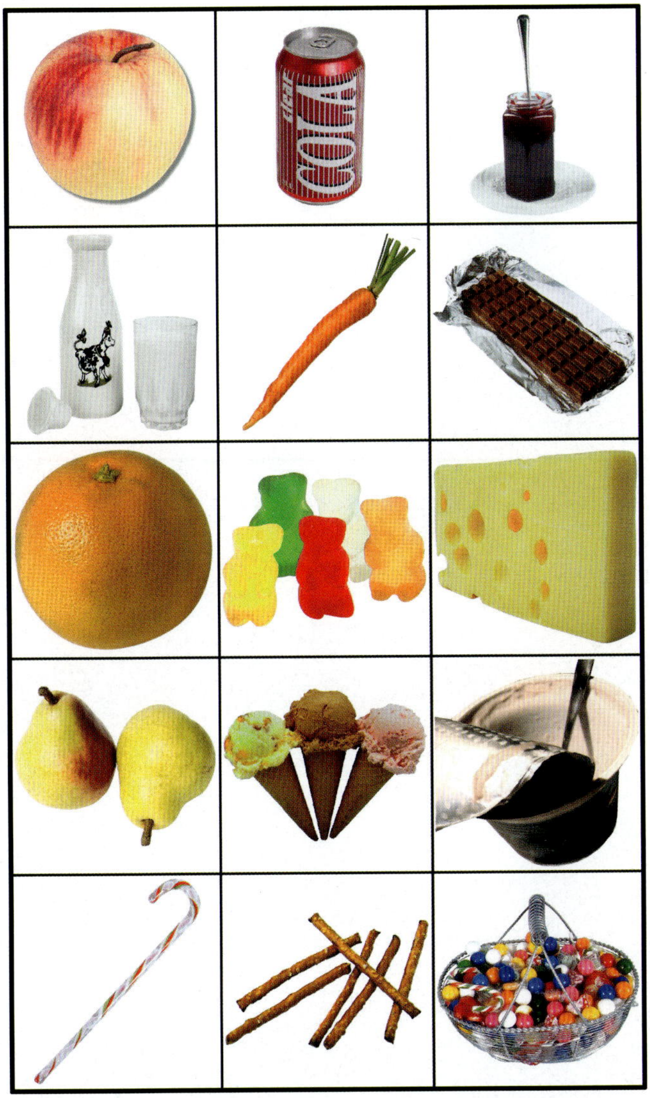

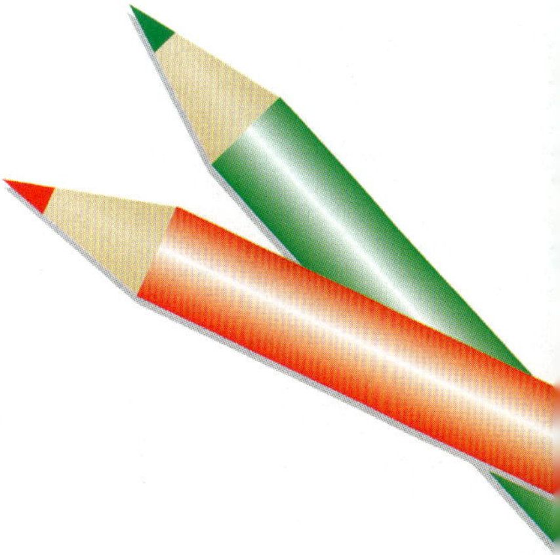

Achte immer schön darauf, dass sich die Zuckerbande nicht auch bei dir im Essen einschleicht!

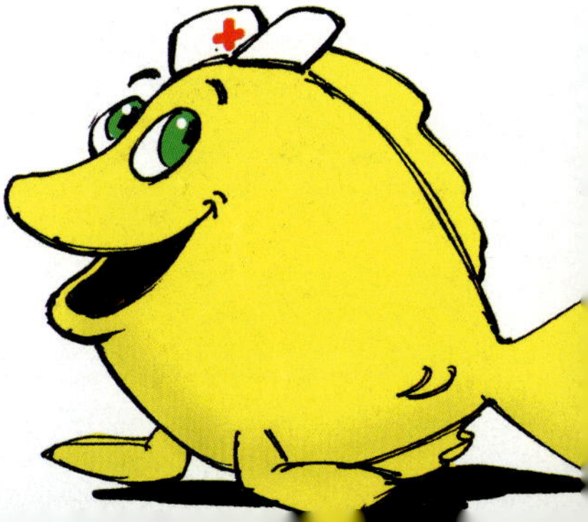

BLUBB der Doktorfisch

Hol dir Blubb, den Doktorfisch und seine Freunde in dein Kinderzimmer!

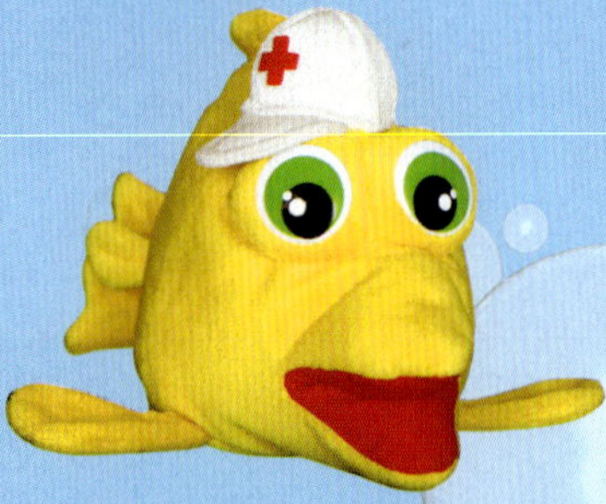

Blubb, der Doktorfisch
(niedliche Handpuppe)

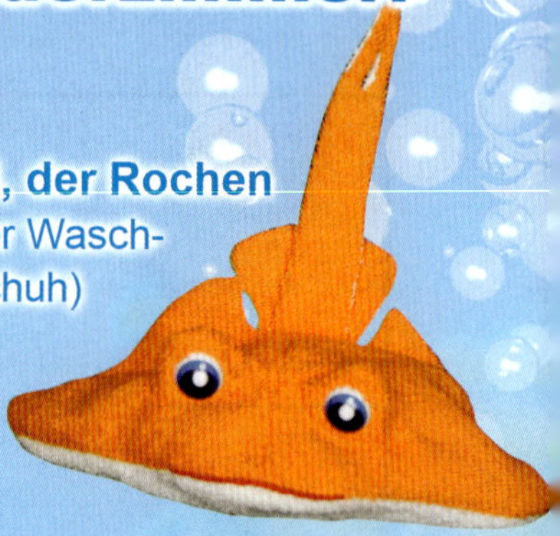

Bernd, der Rochen
(lustiger Waschhandschuh)

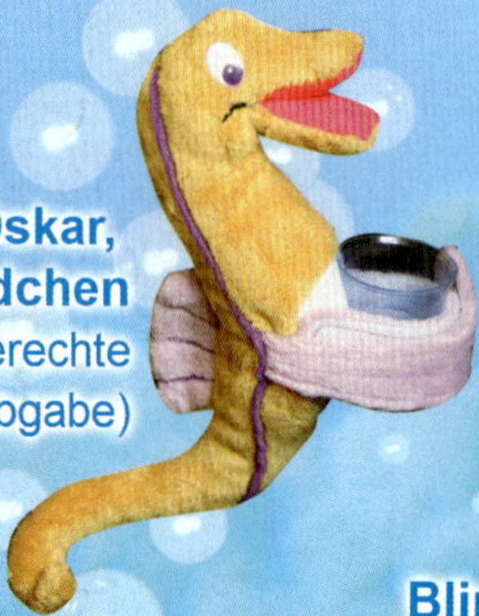

Oskar, das Seepferdchen
(kindgerechte Medizinabgabe)

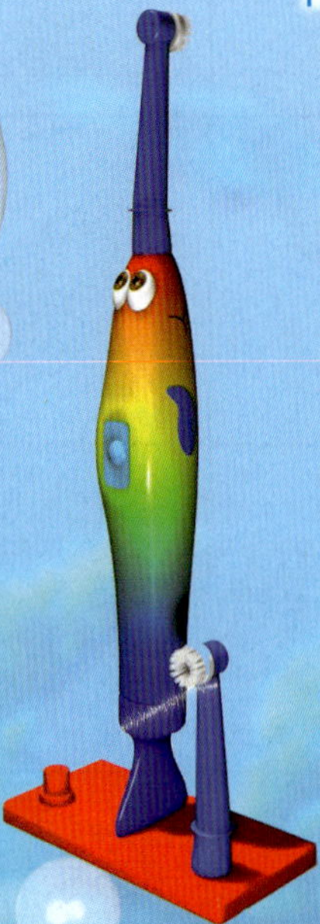

Blinky, der Zahnputzfisch
(Elektrische Zahnbürste)
Ab Ende 2006
(Abbildung so oder ähnlich)

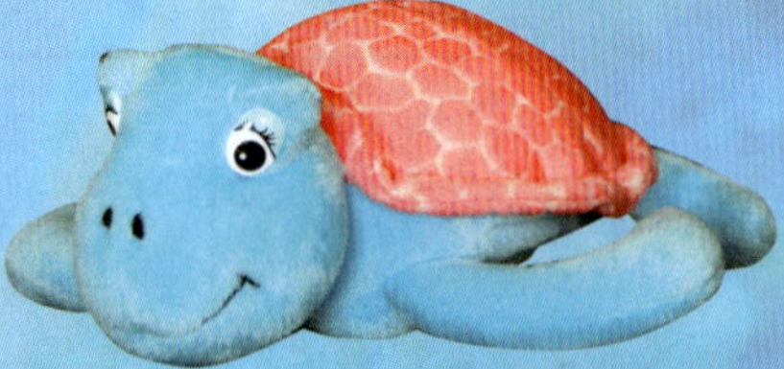

Emily, die Wasserschildkröte
(liebenswertes Kirschkernkissen)

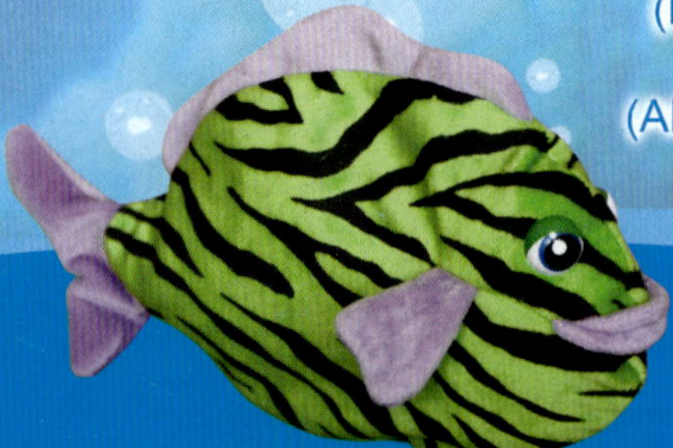

Mimi, der Bauchfisch
(kuschelige Wärmflasche)

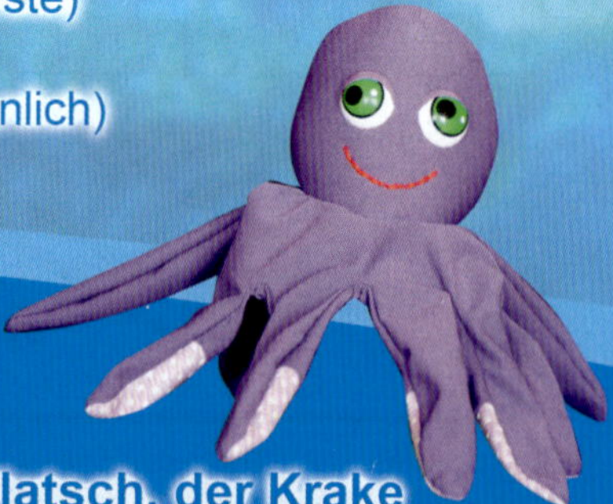

Platsch, der Krake
(drolliger Spielhandschuh)

Wir unterstützen

Deutsches Zentrum für herzkranke Kinder e.V.

www.herzkrankekinder.de

Eltern-Info:

Die Gesundheit der Kinder ist unser höchstes Gut. Daher werden alle Aquataris-Produkte nach strengen Qualitätsanforderungen hergestellt. Weitere Informationen über die innovativen Produkte erhalten Sie im Internet oder auf einer Kinderhomeparty.

AQUATARIS®

ein tierisch gesundes Vergnügen...

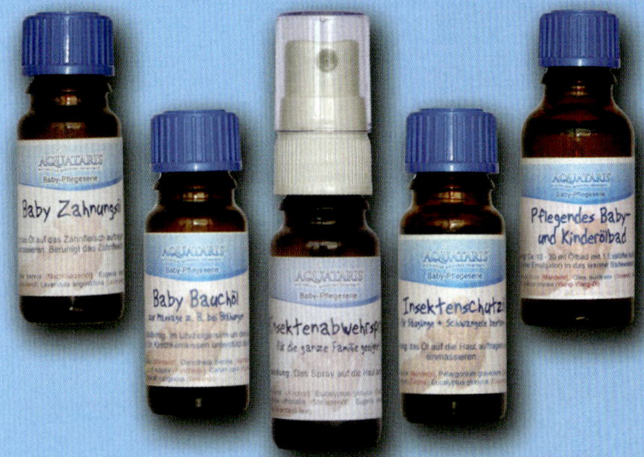

Bei der Aquataris **Baby-Pflegeserie** werden hochwertigste Naturöle schonend verarbeitet - zum Wohle Ihres Babys. Ohne Farb- und Konservierungsstoffe!

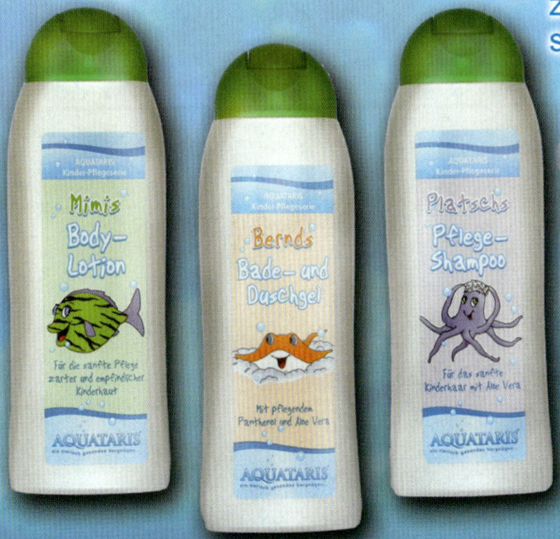

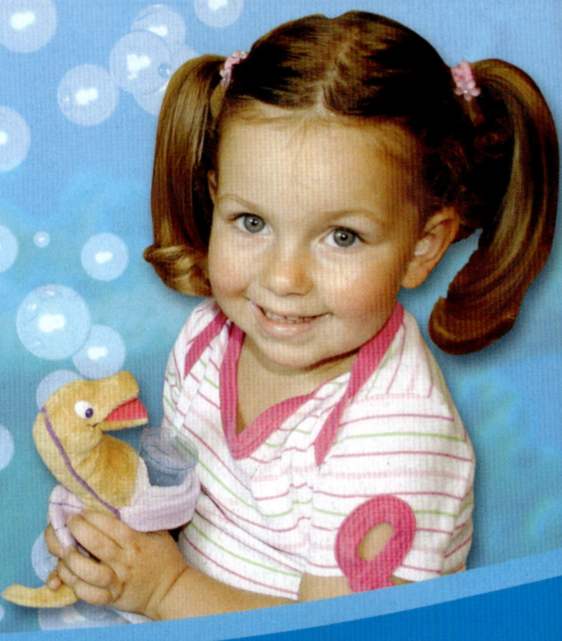

Die Aquataris **Kinderpflegeserie** besteht aus 3 hochwertigen Produkten, bei denen konsequent auf schädliche oder bedenkliche Inhaltsstoffe verzichtet wurde.

Mehr Informationen erhalten Sie unter www.aquataris.de

Kleine Hilfe bei Zahnschmerzen im Ausland

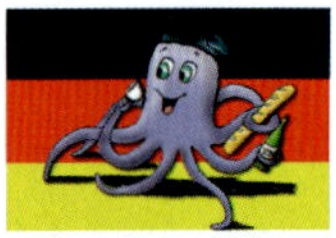 Deutsch	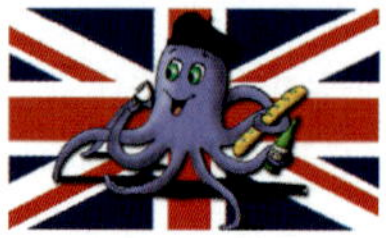 Englisch
Ich suche einen Zahnarzt	I need to find a dentist
Ich habe leichte / starke / sehr starke Schmerzen an diesem Zahn	This tooth is aching slightly / badly / very badly
Dieser Zahn schmerzt, wenn ich Kaltes / Heißes / Süßes trinke / esse	This tooth aches when I eat / drink anything cold / hot / sweet
Dieser Zahn schmerzt, weil er etwas abgebrochen ist / weil er wackelig ist	This tooth is aching because it's chipped / loose
Ich habe Schmerzen an dieser Füllung / Krone / Brücke / diesem Implantat	This filling / crown / bridge / implant is hurting me
Ich habe eine Entzündung am Zahnfleisch	I have some inflammation around the gum
Das Zahnfleisch ist geschwollen und schmerzt	The gum is swollen and painful
An meiner Spange ist etwas abgebrochen –das sticht ins Zahnfleisch / in die Wange/ in die Lippe	A bit has broken off my brace –it's digging into my gum /my cheek / my lip
Ich habe Angst vor der Behandlung	I get very nervous about dental treatment
Kann ich eine Spritze bekommen?	Can I have an injection?
Wann darf ich wieder etwas essen / trinken?	How long before I can have something to eat / drink?
Was muss ich tun, wenn es blutet?	What do I have to do if it starts bleeding?
Können Sie mir Schmerztabletten verschreiben?	Can you prescribe me some pain killers?
Darf ich Kaffee / Alkohol trinken?	Is it safe for me to drink coffee / alcohol?
Wann darf ich wieder Sport machen?	When can I start doing sports again?
Ist die Behandlung abgeschlossen? Muss ich wiederkommen oder reicht es, wenn ich zu Hause zu meinem Zahnarzt gehe?	Is that the end of the treatment? Do I need to come back again, or can I wait and see my own dentist when I get home?

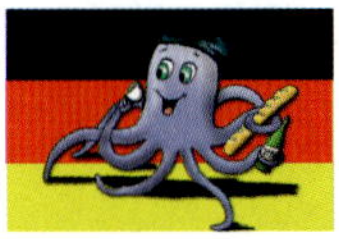

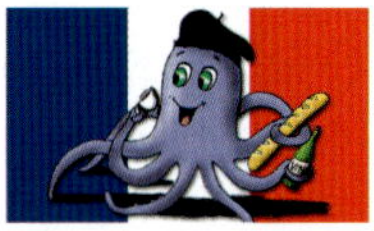

Deutsch	Französisch
Ich suche einen Zahnarzt	Je cherche un dentiste
Ich habe leichte / starke / sehr starke Schmerzen an diesem Zahn	J'ai une douleur légère / importante / très forte à cette dent
Dieser Zahn schmerzt, wenn ich Kaltes / Heißes / Süßes trinke / esse	Cette dent me fait mal lorsque je mange / je bois quelque chose de froid / de chaud /de sucré
Dieser Zahn schmerzt, weil er etwas abgebrochen ist / weil er wackelig ist	Cette dent me fait mal car quelque chose est cassé / elle bouge
Ich habe Schmerzen an dieser Füllung / Krone / Brücke / diesem Implantat	J'ai mal au niveau de cet amalgame / de cette couronne / de ce bridge / de cet implant
Ich habe eine Entzündung am Zahnfleisch	Je souffre de gingivite
Das Zahnfleisch ist geschwollen und schmerzt	La gencive est enflée et douloureuse
An meiner Spange ist etwas abgebrochen –das sticht ins Zahnfleisch / in die Wange/ in die Lippe	Quelque chose est cassé au niveau de mon appareil dentaire –cela me pique la gencive / la joue / la lèvre
Ich habe Angst vor der Behandlung	J'ai peur du traitement
Kann ich eine Spritze bekommen?	Est-ce que vous pouvez me faire une piqûre?
Wann darf ich wieder etwas essen / trinken?	Quand pourrais-je à nouveau manger / boire?
Was muss ich tun, wenn es blutet?	Que dois-je faire si cela saigne?
Können Sie mir Schmerztabletten verschreiben?	Pouvez-vous me prescrire des antalgiques?
Darf ich Kaffee / Alkohol trinken?	Puis-je boire du café / de l'alcool?
Wann darf ich wieder Sport machen?	Quand pourrais-je à nouveau faire du sport?
Ist die Behandlung abgeschlossen? Muss ich wiederkommen oder reicht es, wenn ich zu Hause zu meinem Zahnarzt gehe?	Les soins sont-ils terminés? Dois-je revenir vous voir ou cela suffit-il si je retourne chez le dentiste de mon lieu de domicile?

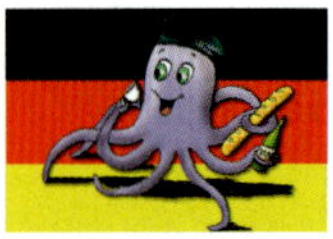 Deutsch	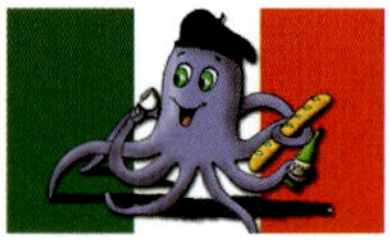 Italienisch
Ich suche einen Zahnarzt	Cerco un dentista
Ich habe leichte / starke / sehr starke Schmerzen an diesem Zahn	Ho leggeri / forti / fortissimi dolori a questo dente
Dieser Zahn schmerzt, wenn ich Kaltes / Heißes / Süßes trinke / esse	Questo dente mi fa male se bevo / mangio qualcosa di freddo / caldo / dolce
Dieser Zahn schmerzt, weil er etwas abgebrochen ist / weil er wackelig ist	Questo dente mi fa male, perché si è rotto qualcosa / è traballante
Ich habe Schmerzen an dieser Füllung / Krone / Brücke / diesem Implantat	Ho un dolore a quest'otturazione / corona / questo ponte / impianto
Ich habe eine Entzündung am Zahnfleisch	Ho un'infiammazione alla gengiva
Das Zahnfleisch ist geschwollen und schmerzt	La gengiva si è gonfiata e mi fa male
An meiner Spange ist etwas abgebrochen –das sticht ins Zahnfleisch / in die Wange/ in die Lippe	C'è qualcosa di rotto nellabanda –penetra nella gengiva / nella guancia / nel labbro
Ich habe Angst vor der Behandlung	Ho paura del trattamento
Kann ich eine Spritze bekommen?	Posso fare l'anestesia?
Wann darf ich wieder etwas essen / trinken?	Quando posso mangiare / bere di nuovo qualcosa?
Was muss ich tun, wenn es blutet?	Cosa devo fare se sanguina?
Können Sie mir Schmerztabletten verschreiben?	Mi può prescrivere delle pillole antidolorifiche?
Darf ich Kaffee / Alkohol trinken?	Posso bere caffé / alcol?
Wann darf ich wieder Sport machen?	Quando posso fare di nuovo sport?
Ist die Behandlung abgeschlossen? Muss ich wiederkommen oder reicht es, wenn ich zu Hause zu meinem Zahnarzt gehe?	È terminato il trattamento? Devo tornare oppure è sufficiente se a casa vado dal mio dentista?

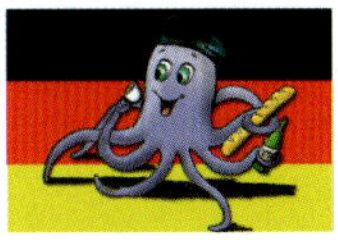 Deutsch	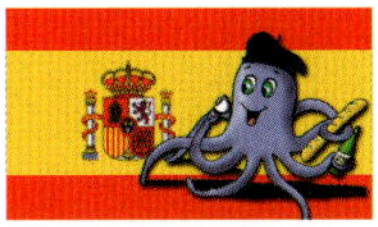 Spanisch
Ich suche einen Zahnarzt	Busco un dentista
Ich habe leichte / starke / sehr starke Schmerzen an diesem Zahn	Tengo un ligero / fuerte / muy fuerte dolor en esta muela / este diente
Dieser Zahn schmerzt, wenn ich Kaltes / Heißes / Süßes trinke / esse	Me duele esta muela / este diente cuando bebo / como algo frío / caliente / dulce
Dieser Zahn schmerzt, weil er etwas abgebrochen ist / weil er wackelig ist	Me duele esta muela / este diente, porque hay algo que se ha roto / porque se mueve
Ich habe Schmerzen an dieser Füllung / Krone / Brücke / diesem Implantat	Me duele este empaste / funda / puente / implante
Ich habe eine Entzündung am Zahnfleisch	Tengo una inflamación en la encía
Das Zahnfleisch ist geschwollen und schmerzt	La encía está inflamada y me duele
An meiner Spange ist etwas abgebrochen –das sticht ins Zahnfleisch / in die Wange/ in die Lippe	Se ha roto algo en la hebilla, y se clava en la encía / en la mejilla / en los labios
Ich habe Angst vor der Behandlung	Tengo miedo del tratamiento
Kann ich eine Spritze bekommen?	¿Me puede dar una inyección de anestesia local?
Wann darf ich wieder etwas essen / trinken?	¿Cuándo podré volver a comer / beber?
Was muss ich tun, wenn es blutet?	¿Qué debo hacer si sangra?
Können Sie mir Schmerztabletten verschreiben?	¿Me puede receptar pastillas contra el dolor?
Darf ich Kaffee / Alkohol trinken?	¿Puedo tomar café / alcohol?
Wann darf ich wieder Sport machen?	¿Cuándo podré volver a hacer deporte?
Ist die Behandlung abgeschlossen? Muss ich wiederkommen oder reicht es, wenn ich zu Hause zu meinem Zahnarzt gehe?	¿El tratamiento ya ha terminado? ¿Tengo que volver o es suficiente con que vaya al dentista cuando vuelva a mi país?

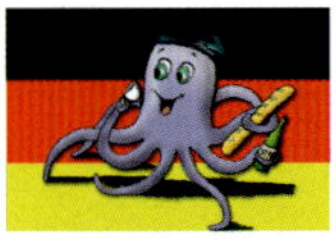

Deutsch

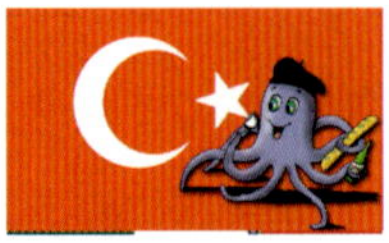

Türkisch

Deutsch	Türkisch
Ich suche einen Zahnarzt	Bir diş hekimi arıyorum
Ich habe leichte / starke / sehr starke Schmerzen an diesem Zahn	Bu dişimde hafıf / şiddetli / çok şiddetli ağrılarım var
Dieser Zahn schmerzt, wenn ich Kaltes / Heißes / Süßes trinke / esse	Soğuk / sıcak / tatlı bir şey içtiğimde / yediğimde bu dişim ağrıyor
Dieser Zahn schmerzt, weil er etwas abgebrochen ist / weil er wackelig ist	Bir parça koptuğu için / sallandığı için bu dişim ağrıyor
Ich habe Schmerzen an dieser Füllung / Krone / Brücke / diesem Implantat	Bu dolguda / minede / köprüde / takma dişte ağrılarım var
Ich habe eine Entzündung am Zahnfleisch	Dişetimde iltihap var
Das Zahnfleisch ist geschwollen und schmerzt	Dişetim sişti ve ağrıyor
An meiner Spange ist etwas abgebrochen –das sticht ins Zahnfleisch / in die Wange/ in die Lippe	Diştelimden bir şey koptu – bu dişetime / yanağıma / dudağıma batıyor
Ich habe Angst vor der Behandlung	Tedavi olmaktan korkuyorum
Kann ich eine Spritze bekommen?	Bana iğne yapılacak mı?
Wann darf ich wieder etwas essen / trinken?	Ne zaman bir şeyler yiyebilir / içebilirim?
Was muss ich tun, wenn es blutet?	Kanadığı zaman ne yapmalıyım?
Können Sie mir Schmerztabletten verschreiben?	Bana ağrı kesici yazabilir misiniz?
Darf ich Kaffee / Alkohol trinken?	Kahve / alkol içebilir miyim?
Wann darf ich wieder Sport machen?	Ne zaman yeniden spor yapabilirim?
Ist die Behandlung abgeschlossen? Muss ich wiederkommen oder reicht es, wenn ich zu Hause zu meinem Zahnarzt gehe?	Tedavi sona erdi mi? Yeniden gelmem gerekiyor mu, yoksa evde kendi diş doktoruma gitmem yeterli olur mu?

Freut euch auf weitere spannende Abenteuer:

Bereits erschienen:

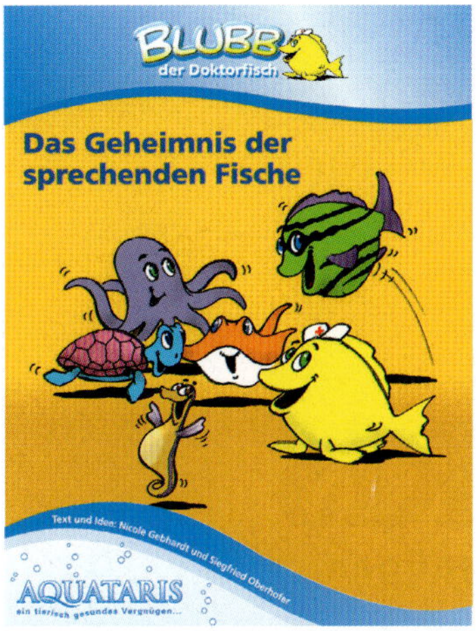

Das Geheimnis der sprechenden Fische

Ein verschollener Ozeanforscher, ein altes Haus, eine geheimnisvolle Kammer im Speicher mit einem alten Aquarium, Meeresbewohner in seltsamen Gläsern. Das sind die Zutaten für eine spannende Geschichte, die sich in Kleinhausen abspielt.

Erlebt mit, wie Lars und Laura die sprechenden Meeresbewohner kennen lernen und die ersten Abenteuer bestreiten. Außerdem stellt Blubb seine Freunde vor und lüftet das Geheimnis um die Zaubermuschel. **ISBN: 3-8334-3544-5**

Demnächst erscheint:

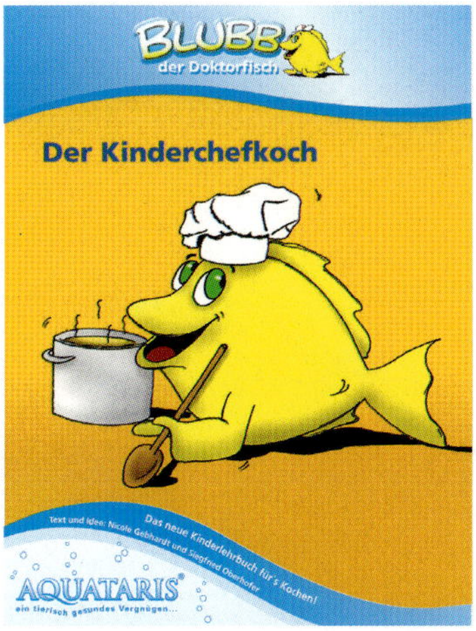

Der Kinderchefkoch

Bei einem Kinderzauberkochkurs lernen Lars und Laura Kinder aus fremden Ländern kennen. Blubb, der Doktorfisch zeigt ihnen, warum gesunde Ernährung so wichtig ist und kocht natürlich auch lustige Rezepte mit den Kindern. Doch was nützt die beste Ernährung wenn die Bewegung fehlt. Lustige Bewegungsspiele ergänzen dieses lehrreiche Buch. Als Rätselspiel für Obst, Kräuter und Bäume gibt es auch noch einen tollen Bastelbogen.

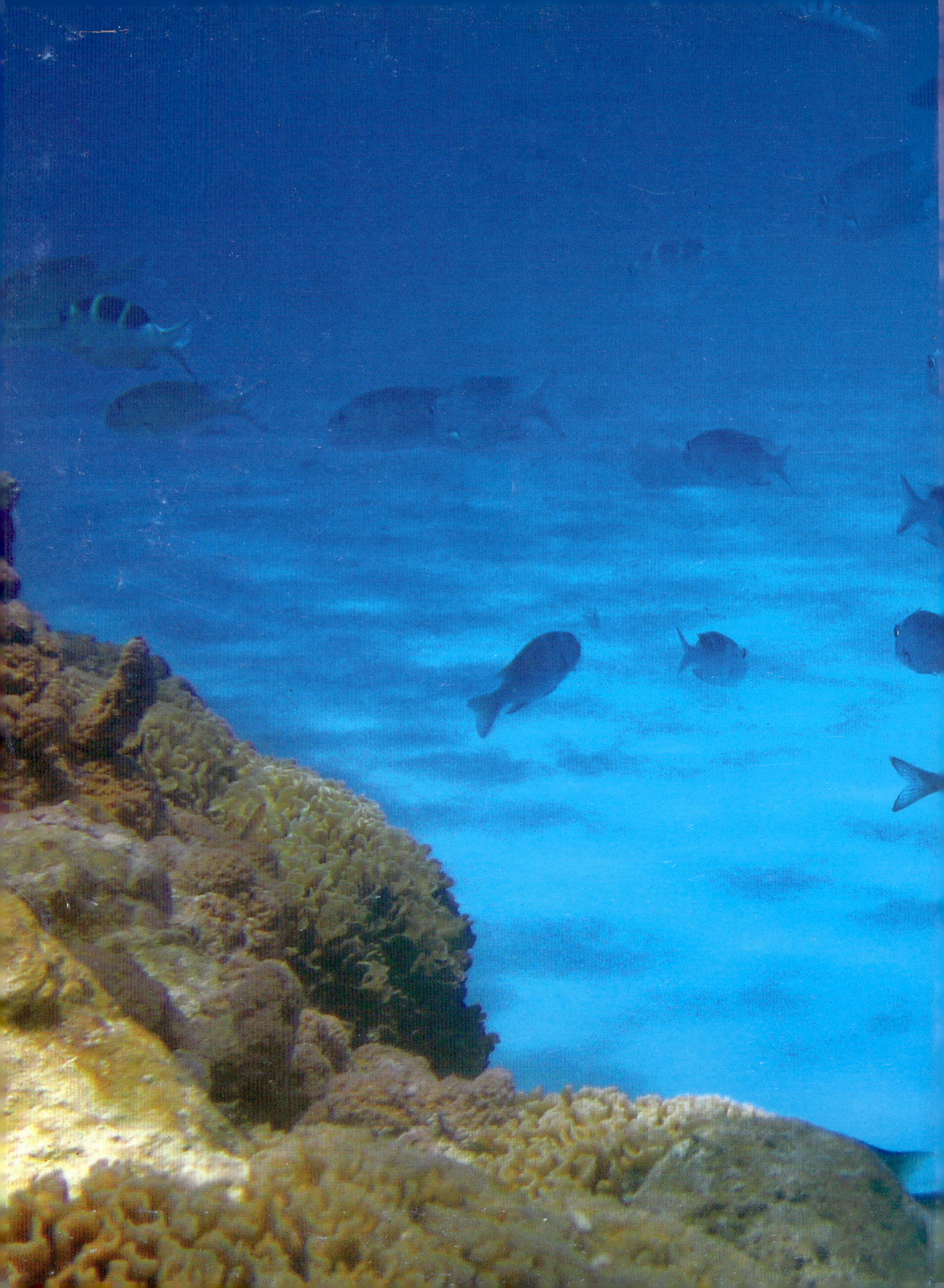